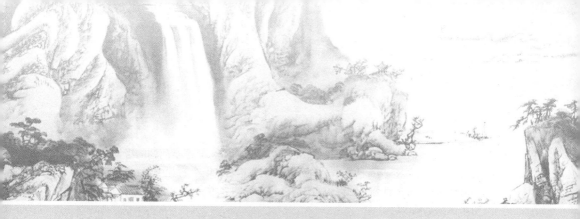

"读典故,知中医"系列

中 医 医 话

总主编

范金成　顾建钧

吴晓晖

主　编

郁东海　康向清

李荣华　尚　云

上海科学技术出版社

内 容 提 要

《中医医话》重点介绍了医家临床治病的心得体会、对医学问题的考证讨论，并收录了一些与中医相关的零散笔记。本书内容选自各著名古代书籍，内容丰富，材料有本可循，可读性强，可作为中医药工作人员的参考书，也可作为中医爱好者学习中医的基础读物。

图书在版编目(CIP)数据

中医医话/郁东海等主编. —上海：上海科学技术出版社，2017.7

（读典故，知中医/范金成，顾建钧，吴晓晖总主编）

ISBN 978 - 7 - 5478 - 3523 - 4

Ⅰ.①中… Ⅱ.①郁… Ⅲ.①医话－汇编－中国 Ⅳ.①R249.1

中国版本图书馆 CIP 数据核字(2017)第 073433 号

全国古籍整理出版规划领导小组资助出版

中医医话

主编 郁东海 康向清 李荣华 尚 云

上海世纪出版股份有限公司
上海 科 学 技 术 出 版 社 出版
（上海钦州南路 71 号 邮政编码 200235）

上海世纪出版股份有限公司发行中心发行
200001 上海福建中路 193 号 www.ewen.co
上海盛通时代印刷有限公司 印刷
开本 700×1000 1/16 印张 6.25
字数 68 千字
2017 年 7 月第 1 版 2017 年 7 月第 1 次印刷
ISBN 978 - 7 - 5478 - 3523 - 4/R·1349
定价：28.00 元

丛书编委会

总主编
范金成　顾建钧　吴晓晖

副总主编
郁东海　康向清　李荣华　尚　云

编　委
（以姓氏笔画为序）

丰晓溟　艾　静　叶　盛　兰　蕾
朱　俊　孙　敏　李华章　杨　文
杨燕青　杨燕婷　邴守兰　忻玉荣
卓鹏伟　骆文玮　骆智琴　郭彦忞
唐　英　唐晓婷　朗　卿　熊　俊
瞿　梅

编委会

丛书前言

中华民族文化博大精深、源远流长，中医药文化更是华夏文明史上的一颗璀璨明珠。她诞生在远古，孕育在民间，历经世代沿革，为我们中华民族留下了数之不尽的动人传说。而她的一系列典故与传说，旨趣幽深，医理彰显，饱含大道，又不乏生动，值得我们细细品味并继承发扬。但是，由于中医传承年代久远，大量典故传说分散在不同的文献资料中，明珠暗藏，难以企及。复因其文体词汇多古朴艰涩，对于非专业的中医药爱好者而言，成了一道巨大的难以与之接触的鸿沟。同时在西方医学的冲击下，中医专业人员对于古代的典籍研习往往不够充分，没有充分做到追溯本源，端视史料，发煌古义，以古证今。鉴于此，我们启动了"读典故，知中医"系列丛书的编写工作。本系列丛书将大量的典故传说进行汇集整理，精心注释生僻字，力求通俗易懂，以期更好地传承中医药文化遗产、宣传中医药文化、普及中医药知识。

"读典故，知中医"系列丛书从历代史书、传记、医籍中筛选记载有中医各方面典故内容的书目，并从这些书目中挖掘、整理、筛选出比较完整，且具有代表性的中医药典故，以规范的格式加以编撰。收集的中医典故内容包括中医名人、中医传说、中医医话、中医医事、中医方药、中医趣案等内容，共600余条中医典故。本丛书内容丰富，结构简洁，语言精练，知识性与实用性兼具，充分展现了中医药文化特色，反映了中华民族的历史传统和文化积淀，可使广大读者通过本丛书的典故知晓、了解中医药学各方面的基本知识内容。

本系列丛书分为6个分册。《中医故事》介绍了中医与中华文化的渊源、历代名家与中医的故事等内容。《中医名人、传说与医事》记录了中医发展史上曾有过突出贡献的名医大家、历史悠久的中医神话，以及中国古代医学行政管理、医学教育、分科及考核升迁等方面的组织机构与政令的典故。《中医医话》介绍了医家临床治病的心得体会、对医学问题的考证讨论，并收录了一些与中医相关的零碎笔记。《中医医理与方药》涵盖了中医诊断和治疗的原理，并别有特色地介绍了一些现代较少见、少用的中药或者方剂典故。《中医趣案（上、下）》是古代医家治疗疾病时体现中医简、便、验、廉特点的典故，反映了中医学在诊疗方面与社会生活环境、日常饮食起居、气候地域情志等的相关性。丛书通篇紧扣中医药的主题，力图涵盖各个层面，对于宣扬中医药文化，厘正社会上存在的一些偏颇的养生保健理念，具有积极的意义，对中医药专业人员亦有裨益。

本系列丛书每一个故事均由出处、原文、注解、白话文四个部分组成。"出处"按照朝代、作者、所出文献进行说明，力争做到考证准确，故事来源有理有据。"原文"保留故事的原文，其目的有二：充分尊重原作者的创作，同时也面向对古文感兴趣的读者。"注解"将古文中的难词、生僻词、关键词以及对文章理解有重要意义的词一一进行标注，并按照顺序进行解释，为读者理解古文提供一定的帮助。"白话文"是对古文的白话文翻译，在注释关键词和绝不变动其学术研究价值的基础上，尽量做到翻译内容的准确到位，同时尽力做到白话文生动有趣、通俗易懂，使普通百姓也能阅读深入浅出的千古中医故事，认识名药名方，领悟中医文化精髓。

本书由上海市浦东新区卫生和计划生育委员会中医药发展与科

教处牵头,得到了上海中医药大学等单位的大力协助,从确定主题、研究文献、收集素材,到统一体例、注释关键词和译文的考证校对,历时近3年,努力做到通俗易懂、深入浅出,使读者在轻松阅读间了解千古杏林传奇,博览经典中医名著,认识名药名方,领悟中医文化精髓。

真诚希望本书能进入广大国人的视野,在全社会发挥积极影响,为推动中医药文化的传播并焕发新的生命力贡献绵薄之力。

虽然编写者竭力而为,但内容驳杂之下,本书难免存在一定的疏漏与瑕疵,在此请同道与读者批评斧正。

编著者

2017 年 2 月

编写说明

本书为"读典故，知中医"丛书之一。这套由中医专业人士编写的丛书，分别就故事、名人、传说、医事、医话、医理、方药、趣案等多个方面介绍中医。丛书中所有典故、医案等都来自古代文献资料，有据可依，翻译通俗易懂，又有专业背景支撑。而本书正是针对中医医话而撰写的分册。

本分册重点介绍了医家临床治病的心得体会，如"白虎除热""柴胡去瘟"等临床用药体会，也有对"半身不遂""肠澼""冻疮""痓病"等疾病的考证讨论，并收录了一些与中医相关的零散笔记。本书内容选自各著名古代典籍，内容丰富，可读性强，可作为中医药工作人员的参考书，也可作为中医爱好者学习中医的基础读物。

本书从确定主题、研究文献、收集素材，到统一体例、注释关键词和译文的考证校对，历时近3年，尽量做到翻译内容的准确到位与生动有趣，在绝不变动其学术研究价值的基础上，尽力做到通俗易懂、深入浅出，使读者在轻松阅读间了解千古杏林传奇，领悟中医文化精髓。

目 ● 录

白虎除热

【出处】 〔清〕王士雄《温热经纬》。

【原文】 吴门顾松园（靖远）因父患热病，为庸医投参、附所杀。于是发愤习医，寒暑靡间者，阅三十年，尝着《医镜》十六卷。徐侍郎秉义为之序，称其简而明，约而该①，切于时用而必效。惜无刊本，余求其书而不得。近见桐乡陆定圃进士《冷庐医话》，载其治汪缵功阳明热证，主白虎汤。每剂石膏用三两，两服，热顿减，而遍身冷汗，肢冷发呃。郡中著名老医，谓非参、附弗克回阳，诸医和之，群哗白虎再投必毙。顾引仲景热深厥亦深之文，及嘉言阳证忽变阴厥，万中无一之说，谆谆力辨。诸医固执不从，投参、附回阳敛汗之剂，汗益多而体益冷，反诋②白虎之害。微阳脱在旦暮，势甚危，举家惊惶。复求顾诊，仍主白虎，用石膏三两，大剂二服，汗止身温。再以前汤加减，数服而瘥。因著《辨治论》，以为温热病中，宜用白虎汤，并不伤人，以解世俗之惑。

【注解】 ① 该：古同"赅"，完备。② 诋：毁谤。

【白话文】 吴门顾松园（靖远）因为父亲身患热病，被庸医错误使用人参、附子之类的热药而延误病情失去性命。于是他发愤学医，寒来暑往不间断，研读医书三十年，曾著《医镜》十六卷。侍郎徐秉义作序，称赞此书简单而明了，简约而完备，切合当时情况，用之必有疗效。只可惜没有刻印成书，我想求得此书却得不到。近来看见桐乡进士陆定圃的《冷庐医话》，记载顾松园治疗汪缵功阳明热证，主用白虎汤。每剂石膏用三两，服用两次后，热势立刻降下来了，然而全身冷汗，肢体发冷，打嗝。郡中有名的老中医都认为非人参、附子不能回阳，医生们也都附和赞同，大家都认为再投白虎汤必死无疑。顾松园引用仲景"热邪越深，则四肢厥冷的程度越厉害"的说法，以及余嘉言"阳证忽然转变成阴厥证，一万个病例中也没有一例"的说法，诚恳地据理力争。各位医生却固执不认同，用了人参、附子回阳敛汗之剂，患者流汗更多而身体更冷，反而毁谤是白虎汤的危害。患者阳气微弱，耗脱在即，病势危重，全家人都很惊慌。再求顾松园诊治，其仍用白虎汤，用石膏三两，患者服用两大剂之后，出汗渐止，身体也逐渐有了温度。再用白虎汤加减，服用数剂之后痊愈。顾松园根据这些写了《辨治论》，认为得了温热病，应该用白虎汤，并不会害人，来解答世俗之人的疑惑。

白虎治衄

【出处】〔清〕吴鞠通《吴鞠通医案·温毒》。

【原文】 陈，三十二岁，温热面赤，口渴烦躁，六七日壮热大汗，鼻衄，六脉①洪数而促②。左先生用五苓散双解表里。余曰：此温病阳明经证③也，其脉促，有燎原之势，岂缓药所能挽回，非白虎不可。

《脉经》谓数而时一止曰促、缓而时一止曰结。按：古方书从无治促、结之明文，余一生治病，凡促脉主以石膏，结脉主以杏仁……然照世人用药，石膏用七八钱④，杏仁用三五钱，必无效也。吾尝谓未能学问思辨，而骤然笃行，岂非孟浪之极？既已学问思辨，而不能笃行，岂非见义不为，无勇乎？

【注解】 ① 六脉：两手寸、关、尺三部脉的合称。② 促：促脉，指脉来急数而又有不规则的间歇。③ 阳明经证：指阳明病邪热弥漫全身，充斥阳明之经，肠中并无燥屎内结所表现出的临床证候。④ 钱：

中国旧时重量单位,1 钱 = 3.125 克。

【白话文】 陈某,三十二岁,发热面红,口渴烦躁,六七天了热势仍高,而且流很多汗,鼻出血,六部脉洪大且跳得非常快。左先生用五苓散,既解表证又解里证。我说:"这是温病阳明经证,他脉象促,体内热盛,难道药效缓和的药能治疗?非白虎汤不可。"

《脉经》说促脉是指脉来急数而有一停歇,结脉是脉来缓慢而有一停歇。按语:古代的书从来没有治疗促脉、结脉的明确记载,我一生治病,只要是促脉主要用石膏,结脉主要用杏仁……然而世人用药,石膏用七八钱,杏仁用三五钱,肯定没有效果。我曾经说做学问若不能广泛地学习、反复地推敲、明晰地分辨,就冒失地实行,这岂不是非常鲁莽的吗?既然已经认真学习,广泛请教,反复思考推敲,却还不能坚定地实行,难道不是见到应该挺身而出的事情却不做,胆小怯懦的表现吗?

半身不遂

【出处】 〔东汉〕张仲景《金匮要略·中风历节》。

【原文】 夫风之为病,当半身不遂①。或但臂不遂者,此为痹②,脉微而数,中风使然。

【注解】 ① 遂:通"随",顺从。② 痹:痹者,闭也,指风寒湿侵犯人体,使经络气血闭阻不通,出现关节肌肉疼痛,肢体活动不利的病证。

【白话文】 风邪造成的疾病,应该是半侧肢体瘫痪。如果只是手臂不能随意活动,这就是痹证了,脉微弱又跳得快速是由于中风所导致的。

崩漏论治

【出处】〔清〕顾靖远《顾松园医镜·崩漏》。

【原文】 崩漏①之病，由冲任二脉气血两虚所致。《经》言：冲脉为五脏六腑之海，脏腑皆禀焉。又言：为十二经之血海，以其受纳诸经之灌注，精血于此而蓄藏也。又言：冲脉、任脉，皆起于胞中，冲脉并足少阴之经，侠脐上行，至胸中而散。任脉上循腹里，上至咽喉面目。又言：任脉通，太冲脉盛，月事以时下，故二脉阴阳平和。外循经络，内荣脏腑，何崩漏之有？若劳伤不能约束经血，则忽然暴下，如山崩然，故曰崩中。崩久则成漏下不止，其症有虚有热，有虚热相兼，有房劳致伤。虚则渗下，热则流通，伤则失职。急则治其标，宜先止其血。若因怒动肝火，而血沸为崩漏者，加味逍遥散加减。若因肾水虚衰不能镇守胞中相火，而血走为崩漏者，保阴、左归加减。若因悲哀太甚，则心系急而胞络绝〔以胞脉属心，而络于胞中，即子宫。在女为血室〕。绝则上下不交，亢阳内动，而逼血下行者，天王补心加减。若因心血不足，郁结伤脾，而血无主统者，加味归脾加减。按沈氏云：治崩漏，宜大补气血，调养脾胃，微加清心火、肝火之药，补阴泻阳，则血自止。立斋云：若大失血，当急用独参汤救之。故崩漏无不由脾胃先损，故能受补者可治。若纯用寒凉止血之药，复伤脾胃，愈不能统血，是速其危也。考《金匮》用胶艾四物汤，治妇人陷经②，漏下黑不解，故东垣有属寒之说。虽此症属虚热者多，然亦不可不察其病变之无穷焉。

【注解】 ①崩漏：是指妇女非周期性子宫出血，其发病急骤，暴下如注，大量出血者为"崩"；病势缓，出血量少，淋漓不绝者为"漏"。

崩与漏虽出血情况不同,但在发病过程中两者常互相转化,如崩血量渐少,可能转化为漏,漏继续发展又可能变为崩,故临床多以崩漏并称。② 陷经:指经血下陷、漏血不止的病证。

【白话文】 崩漏是由冲、任二脉气血两虚所致。《黄帝内经》说:冲脉是五脏六腑气血汇聚的地方,五脏六腑都禀受它的气血的濡养。又说:作为十二经脉气血汇聚的地方,它能受纳诸条经脉的灌注,精血都在这里蓄藏。又说:冲脉、任脉,都起于胞中,冲脉并行足少阴之经,贴脐上行,到胸中散开。任脉向上经过腹部,上行至咽喉、面部,入于目中。又说:任脉通畅,太冲脉盛,月经就会按时出现,二脉阴阳平和。气血在外循行于经络,在内能濡养脏腑,怎么会发生崩漏呢?如果因为劳累内伤不能约束经血,月经就会忽然暴下,如山崩一样,所以称作崩中。崩久了就变成了漏下不止,其症有虚有热,有虚热相兼,也有房劳过度而致。二脉虚弱则统摄无力渗下不止,二脉有热则迫血妄行流通不停,劳累内伤则二脉不能履行职能。急则治其标,应先止其血。若因怒动肝火,进而血沸导致崩漏的,用加味逍遥散加减。若因肾水虚衰不能镇守胞中相火,而出血导致崩漏的,用保阴煎、左归丸加减。若因太过悲哀,导致心系急而胞络绝断(胞脉属于心,而络于胞中,即子宫。对女子而言,称为血室)。胞络绝则上下不交,亢阳内动,逼血下行,此时用天王补心丹加减。若因心血不足,郁结伤脾,无法统摄血液时,用加味归脾丸加减。根据沈氏观点:治疗崩漏,适合大补气血,调养脾胃,微加清心火、肝火之药,补阴泻阳,则出血自然就停止了。薛立斋说:如果大出血,应当紧急用独参汤抢救。所以崩漏无不是因为脾胃先受损伤,补益脾胃就可治好。若单纯使用寒凉止血之药,更加伤害脾胃,脾不能统血,这就加速病情危重。考证《金匮要略》治疗妇人陷经漏下黑血块不停止的,用胶艾四物汤,所以李东垣有属寒的说法。虽然崩漏属虚热的较多,但是也不

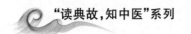

可不考虑疾病变化无穷的情况。

便血论治

【出处】 〔清〕顾靖远《顾松园医镜·大便血》。

【原文】 大便下血，血清者，谓之肠风^①；血浊者，谓之脏毒^②。盖此风非外来之风，乃肠中热极则生风也。毒非痈疽之毒，因大肠积热，猝难开解，下血不止，故有脏毒之名也。按《经》言：结阴者，便血。盖气为阳，血为阴，邪热结于阴分，故当便血。初起宜清热凉血为主，久远不愈，阴分大伤，当滋阴（二地、龟甲）、养血（枣仁、白芍）、清热（银花、麦冬），佐以酸敛收涩（萸、味、首乌）引导（或肚入莲肉，或脏入槐花，煮烂为丸）之品。丹溪云：凡治下血，不可纯用寒凉，必加辛味升举药为佐。虞氏云：人身精血，皆生于谷气，脾胃统血，久病虚弱，必资归脾、补中等汤，脾胃气旺，则能摄血而不下行矣。虽方书论血，从下流为顺，易治，若大下数升，形肉枯槁，面浮肢肿，喘息脾泄诸症悉至，正所谓轻则易治，甚则难瘥。

【注解】 ① 肠风：便血的一种，指因外感得之，血清而色鲜，多在粪前，自大肠气分而来的便血。② 脏毒：此指内伤积久所致的粪后下血。

【白话文】 大便出血，血清者叫作肠风，血浊者叫脏毒。这里的风不是外来之风，而是肠中热极生风。这里的毒非痈疽之毒，而是因大肠积热，一时难以开解，排血不止，所以起脏毒这个名字。按照《黄帝内经》的说法：结阴会造成便血。气为阳，血为阴，邪热结在阴分，所以才便血。初起治疗宜清热凉血为主，很长时间治不好，则阴分大伤,当用滋阴(生地黄、熟地黄、龟甲)、养血(酸枣仁、白芍药)、清热(金银花、麦冬),佐以酸敛收涩(山茱萸、五味子、何首乌)引导(或肚入莲肉,或脏入槐花,煮烂为丸)之品。丹溪说:但凡治疗下血,不可纯用寒凉药物,必须加辛味升举药为佐。虞氏说:人身精血,皆生于谷气,脾胃统血,久病虚弱,必须给予归脾、补中等汤剂,脾胃气旺,则能统摄血液而不下行了。虽然药方书中论及血时,都认为从下流为顺,易治,但如果便血数升,则形体肌肉枯槁,面浮肢肿,喘息和泄泻等症状一起出现,正所谓轻症都容易医治,病重了就难以治愈了。

博学活用

【出处】 〔宋〕曾布《曾公遗录》。

【原文】 前一日,上宣谕以久嗽及肠祕①,密服药,多未效。是日,余因言:"嗽虽小疾,然不可久,亦须速治。大肠与肺为表里,肠祕亦是一脏病。大抵医书无如《难经》《素问》,其次方论,则莫如《千金方》,此真人孙思邈所撰集,非后世俗医所能过。如只治肺,则自有方三二十道,各列病证,云证如此,则主某药,名医用之,无不效者。然国医多不知学术,但世传所习,一无根本,既不能用古方书,又或妄有增损,尤为非便。章惇痛骂众国医,以为无能如秦玠、秦琪、曹应之辈,皆今日医官之首。然自执政、从官家无一人用之者,其艺术可知也。"

【注解】 ①肠祕:便秘。

【白话文】 前一天,皇上宣布谕旨说:咳了很久,还便秘,私下服了药物,但是多没有效果。这天,我依据这个情况说道:"咳嗽虽然是小病,但是不可以放任不管,应该及时治疗。大肠和肺互为表里,便秘也是一种脏腑的疾病。大概医书不过《难经》《素问》，其次方论则莫过于《千金方》，这是真人孙思邈撰写的，不是后世俗医可以超越的。例如其中仅治疗肺脏疾病的方子就有二三十首，各自列病证，药与证相对应，名医用了，没有不见效的。然而现在国医大多不知道学习新的知识，只学习世代传承下来的知识，既不能用古方书，又或者随意增减，很是不适宜。章惇痛骂国医，认为像秦玠、秦琪、曹应等那样无能的人，都是现在医官的领导者。然而现在执政、做官的人没有一个让他们治疗疾病，他们的医术也可想而知了。"

补脾治肺

【出处】〔宋〕曾布《曾公遗录》。

【原文】上自十四日视朝，觉倦怠不快。再对，因问圣体如何，上云："口为吐逆，早膳至晚必吐，饮食皆出，兼嗽，食减，又坐处肿痛。"余云："此皆虚证，须补理将养。"上云："眼（服）补中丸至百丸，硫黄、钟乳药俱吃。"余云："脉证如此，服不妨。医者以陛下富于春秋，初不敢进温热药，恐即虚阳，今进此等药非得已也。嗽虽小疾，然不可久，春气至，即肺更不得力，宜速治之乃便。"上云："补肺汤之类，无日不吃。"至十五日，御紫宸，坐久，坐中令近侍益火，退赴垂拱。同三省奏事，上颐颔寒噤，语极费力，色益不快。再对，余又问圣体，上云："吐逆、痰嗽皆未退。"余云："医者以谓，虚则补其母，实则泻其子，冷肺虚当补脾胃，实泻其子则虚，亦不可泻，爱养脾胃，则肺自安。此不可不留圣念。"上云："亦如此语。"至十六、十七、十八日，皆云吐未已，嗽亦不减。自十五日隔上殿班，至十八日方引一班。余云："十九日、二十日皆休假，必得休息。"上云："然。"余又云："气虚冒犯，呼吸风寒皆不可"……

是日风寒，与三省同问候。上云："吐逆未已，早食晚必吐，又小腹痛，下白物。得医官陆珣木香金铃散，颇有功。"余与下（上）云："此药极好，若用热酒调，尤速效。"上云："只为吃酒不得。"又云："煎生姜汁下药，吐少减。"余云："不易吃。"上云："若辣药皆吃得。"余再对，因言："臣不识忌讳，累曾冒犯天颜。缘圣体未康和，须留意将摄，伤气莫甚于情欲。臣等衰残，非屏绝世事，岂能枝梧？陛下春秋鼎盛，气血方刚，于愆和之际，稍加节慎，至稍安和，无所不可。"上云："极自爱，居常亦自节慎。"余云："此乃宗社之福"……

上自十四日以后愆和①，至是日甚一日，辅臣无日不问圣体安否。但云吐逆或泄泻，饮食不美，补暖药服之甚多，未有效。医者亦屡来告以圣体未康，脉气虚弱。然宫禁中莫敢言者，虽两宫亦不敢数遣人问安否，余不胜其忧。

【注解】 ① 愆和：失和。

【白话文】 皇上自十四日上朝后，觉得有些疲惫。再次面圣，询问皇上身体怎么样，皇上说："呕吐，早饭到晚上一定会吐，食物都吐出来了，并且还有咳嗽，饮食减少，而且坐处有些肿痛。"我说："这些都是虚证，一定要好好调补休养。"皇上说："当前已经服了补中丸一百多颗了，硫黄、钟乳一类的药，也都吃了。"我说："您的脉证是这样的，服用无妨。医官因为担心皇上的圣体，开始的时候不敢让您服用温热药，恐怕这是虚阳，现在奉上这些药也是不得已。咳嗽虽然是小病，但是不可以放任不管，春天将要到了，那个时候肺将会更虚弱，应该快点治疗才对。"皇上说："补肺汤之类的药物，我没有一天不在服用。"到了十五日这天，皇上在宫中，坐了许久，当中让近侍加火，然后开始处理政事。我同三省官员一起去上报国事，皇上一直在拉衣襟发寒颤，说话很费力，面色也不是很好。再次讨论时，我又询问圣体，皇上说："呕吐、咳嗽都没有好。"我说："医生说，虚则补其母，实则泻其子，如果肺虚寒的话应该补脾胃，如果泻其子就会更虚，所以不可以泻，应该将养保护脾胃，那么肺自然会安好。皇上不可不往心里去。"皇上说："希望像你说的这样吧。"到了十六、十七、十八日，皇上都说呕吐没好，咳嗽也没有减轻。自从十五日就隔日上朝，到了十八日才上了一次朝。我说："十九、二十日都是休假，请皇上一定要好好休息。"皇上说："好。"我说："气虚邪气容易侵袭，一点风寒邪气都不可以沾染"……

　　这天天气很冷，我和三省官员一起去拜见皇上。皇上说："呕吐还是没有好，早上吃的东西到晚上一定会吐出来，并且小腹痛，拉下白色物质。服了医官陆珣的木香金铃散，效果不错。"我和皇上说："这个药非常好，如果用热酒调和一起服用，效果会更迅速。"皇上说："可是我不能喝酒。"又说："用生姜汁一起服用，呕吐稍好。"我说："不容易服用。"皇上说："如果是辣药都是可以服用的。"我又说："我们不知道皇上的喜恶，多次冒犯了皇上。因为皇上圣体没有康复，一定要注意休养，伤气莫过于情欲。我们这些臣子皆是衰残之人，如果不是屏绝尘事，怎么可能支撑？陛下您万寿无疆，血气方刚，在圣体失和之际，稍加谨慎调养，等到身体安和的时候，还有什么做不到的事情呢？"皇上说："我非常懂得爱护自己，起居也很节制。"我说："这真是社稷之福"……

　　自从十四日之后圣体违和，到现在越来越严重，臣子们没有一天不询问圣体是否安康的。皇上只是说呕吐泄泻，饮食无味，服用了许多温热药，但是都没有效果。医官也多次说圣体没有康复，脉气虚弱。然而宫中没有一个人敢说，即使两宫也不敢频繁派人询问圣体安康，我非常担忧。

柴胡去瘟

【出处】〔元〕脱脱等《宋史》。

【原文】 绍兴元年六月,浙西大疫,平江府以北,流尸无算①。秋冬,绍兴府连年大疫,官募人能服粥药之劳者,活及百人者度为僧。三年二月,永州疫。六年,四川疫。十六年夏,行都②疫。二十六年夏,行都又疫,高宗出柴胡制药,活者甚③众。

【注解】 ① 无算:无数。② 行都:在首都之外另设的一个都城,以备必要时政府暂驻。③ 甚:很,特别。

【白话文】 宋高宗绍兴元年六月,浙江西部发生大瘟疫,平江府以北的地区,河上漂浮的尸体不计其数。到了秋冬时节,绍兴府连年发生大瘟疫,官府召集可以帮忙施粥施药的人,能救活一百人以上的度化为僧人。绍兴三年二月,永州发生瘟疫。绍兴六年,四川发生瘟疫。绍兴十六年夏天,行都发生瘟疫。绍兴二十六年夏天,行都又发生瘟疫,宋高宗用柴胡做成药发放给民众,救活了很多人。

肠澼论治

【出处】〔宋〕方勺《泊宅编》。

【原文】 痔肠①风、脏毒②一体病也,极难得药,亦缘所以致疾不同。虽良药若非对病,固难一概取效。常人酒色饮食不节,脏腑下血,是谓风毒。若释子③辈患此，多因饱食久坐，体气不舒而得之，乃脾毒也。王涣之知舒州，下血不止，郡人朝议大夫陈宜父令随四时取其方，柏叶如春取东枝之类，烧灰调二服而愈。予得方后，官赣上，以治贰车④吴令升，亦即效。提点司属官陈逸大夫偶来问疾，吴倅告以用陈公之方而获安。陈君蹙颏曰："先人也，仍须用侧柏尤佳。"道场慧禅师曰："若释子恐难用此，不若灼艾最妙。平立，量脊骨与脐平，处椎上，灸七壮。或年深，更于椎骨两旁各一寸，灸如上数，无不除根者。"又予外兄刘向为严掾，予过之，留饮，讶其瘦瘠，问之，答曰："去岁脏毒作，凡半月，自分必死，得一药服之，至今无苦。"问何药，不肯言，再三叩，始云："只这桌子上有之。"乃是干柿烧灰，饮下二服。《本草》云："日柿治肠僻，解热毒，消宿血。"后有病者，宜以求之。《素问》：肠澼为痔。

【注释】 ① 痔肠：肛门部痈疽。② 脏毒：一是指脏中积毒所致的痢疾，二是指内伤积久所致的粪后下血，三是指肛门肿硬类似痔漏的病证。③ 释子：僧徒的通称。④ 贰车：宋代通判的别称。

【白话文】 如果一个人同时得了痔肠风和脏毒，很难有药物治疗，这是因为原因不同所导致的疾病亦不同。即使是良药但是如果不能对症，很难有治疗效果。如果寻常人酒色饮食不节制，脏腑下血，称之为风毒。如果是僧人患了这种病，多是因为饱食久坐，体气不舒所致，是脾毒。王涣之到舒州做官，下血不止，同郡的朝议大夫陈宜父让他根据四季的不同选取方药，例如春天选取朝东的柏树枝叶之类，烧成灰调和服用两次就痊愈了。我得到这个方子后，到江西做官，用这个方子治疗通判吴令升，也很快有效。提点司属官陈逸大夫偶然来探问疾病，吴令升就告诉他用陈公的方子治愈了疾病。陈君皱眉说："这是以前人的做法，（现在）还是用侧柏更好。"道场慧禅师说："如果是僧人的话就不可以用这个，不像烧艾那样好。水平站立，量脊骨和肚脐平，在椎上，灸七壮。如果年龄大了，再在椎骨两旁各一寸，像上面一样灸七壮，没有治疗不好的。"外兄刘向做官，我曾经去拜访他，留下住宿，我很惊讶他为什么会这么瘦弱，询问他，他回答说："去年脏毒发作，一共半个月，我自己以为一定会死，得到一味药吃了，到现在都没有发作。"问他是什么药，不肯说，再三请求他，才说："这样东西桌子上就有。"原来是干柿烧灰，喝两次就好了。《本草》云："日柿治肠澼，解热毒，消宿血。"如果后世有人也生了这个病，最好用它来治疗。《素问》云：肠澼为痔。

触类旁通

【出处】 〔清〕俞震《古今医案按·泄泻》。

【原文】 有人每日早起必大泻一行，或时腹痛，或不痛，空心服热药亦无效。后一医令于晚食前更进热药，遂安。盖热药服于清晨，至晚药力已过，一夜阴气，何以敌之？晚间再进热药，则一夜热药在腹，足以胜阴气矣。此可为用热药者又辟①一法。

一人久患泄泻，以暖药补脾及分利小水诸法不应。一医诊之，心脉独弱，乃以益心气药，兼补脾药服之，遂愈。盖心火能生脾土，又于命门火生脾土之外另伸一义也。

宋徽宗食冰太过，病脾疾，国医不效。召杨介，进大理中丸。上曰：服之屡矣。介曰：疾因食冰，臣请以冰煎此药，是治受病之源也。果愈。

震按：此又于诸法之外另伸一义，颖悟者可以触类旁通。

【注解】 ①辟：打开。

【白话文】 有人每天早起必定拉肚子一次，有时有肚子痛，有时不痛，空腹喝热药也没有效果。后来有一个医生让他吃晚饭前喝热药，就好了。大概是热药早上喝，到晚上药效已经过了，一晚上阴气重，怎么抵挡得住呢？晚上再喝热药，则一晚上热药都在肚子里，足够用来战胜阴气。这是为热药又开辟了新的服药方法。

一个人长时间患有泄泻病，用暖药补脾以及分利小便的方法都没有效果。医生诊察，只有心脉虚弱，于是用补心气的药物，兼用补脾的药物，病好了。大概这是心火能生脾土，命门火又能生脾土之外衍生的另一种方法。

宋徽宗吃太多冰，患了脾胃病，太医开药没有效果。于是召见杨介，方用大理中丸。宋徽宗说："吃了很多次啦。"杨介说："这个病就是因为吃了太多冰，臣恳请用冰水来煎服，这才是治疗患病的根源啊。"用了这个办法，果然痊愈了。

震按：我记载这些病案，是因为他们在各种方法之外都引申出了新的方法，聪明的医生可以触类旁通。

刺血治疫

【出处】〔清〕王士雄《温热经纬》。

【原文】 曩崇祯十六年，自八月至十月，京城大疫，猝然而死，医祷①不及。后有外省人员到京，能识此证。看膝弯后有筋肿起，紫色无救，红色速刺出血可无患。以此救活多人，病亦渐息，是亦医者所当知也。盖血出则疫毒外泄，故得生也。

【注解】 ① 祷：教徒或迷信的人向天、神求助、求福。

【白话文】 从前，崇祯十六年时，从八月到十月，京城暴发瘟疫，患病的人多突然死亡，连祷告都来不及。后来有外省的人来到京城，认识这个病证。察看腘窝处有肿起的筋，如果是紫色则无法救治，如果是红色快速刺出血后就可不用担心。用这个方法救活了很多人，病情也渐渐平息，这些也是医生应当知道的。大概血液流出来，疫毒之邪也就随之外泄了，所以能够生还。

大黄治瘟

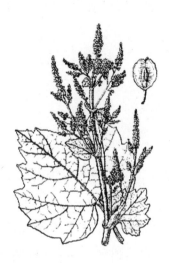

【出处】〔清〕王士雄《温热经纬》。

【原文】《辍耕录》载：元伯颜平宋后，搜取大黄数十车，满载而去。班师过淮，俘掠之民及降卒，与北来大兵咸病疫，以大黄疗之，全活甚众。《宋元通鉴》载作：耶律楚材灭夏之事，则大黄洵①治疫之妙品也。又可《温疫论》赞大黄为起死神丹，原非杜撰。然则李、罗二家之说，又未可为兵后病疫之定法②矣。汪按：李罗二说，虽非定法，然亦不可不知。近年所见，颇有合于李、罗之说者，但谓之非正疫治法则可。医家大抵各明一义，全在善读书者融会贯通也。盖今世谓治疫必宜温热之剂，固属谬论。然谓疫病断无宜用温热者，则又胶滞③之见矣。要在随证施治用得其当耳。

【注解】①洵：诚实，实在。②定法：规定，成法。③胶滞：拘泥，不超脱。

【白话文】《辍耕录》记载：元伯颜平宋以后，搜取了几十车大黄，满载而去。班师过淮河时，俘掠的平民和降兵，以及来自北方的士兵都染上了瘟疫，用大黄治疗，救活了很多人。《宋元通鉴》记载：耶律楚材灭夏的事情,证实大黄确实是治瘟疫的妙品。吴又可《温疫论》大赞大黄为起死神丹,原来并非杜撰。然而李、罗二家之说,又不能够作为兵后瘟疫的规范化治法。汪说:李、罗二家之言,虽然不是定法,然而也不能不知晓。近年所见病例,和李、罗之说都很吻合,只能说这不是常见瘟疫的治法。医家大多数都各明一义,全靠善读书的人融会贯通。当今世人说治瘟疫一定要用温热药,这肯定是谬论。然而说瘟疫病一定不适合用温热药,那么又太拘泥。关键是随证施治要用得适当,恰如其分。

带下辨治

【出处】 〔清〕顾靖远《顾松园医镜·带下》。

【原文】 带下①有赤白之分。人有带脉,横于腰间,如束带之状,病生于此,故名为带。赤带(即赤淋)多缘忧思郁怒,损伤心脾,肝火时发,因之血不归经,遂下赤矣。治宜补养心脾,益肝凉血清火。若下久则阴血渐虚,中气渐损,是当大补气血为主。白带是湿热夹痰,有虚有实。按仲淳云:白带多属脾虚。盖肝气郁则脾受伤,脾伤则湿土之气下陷,而下白滑之物不止矣。皆由风水郁于地中使然耳。当开提肝气,补助脾元为主,佐以清热除湿之药。又云:若带下如浓泔而臭秽者,湿热甚也,宜清热除湿为主,而佐以升提之剂。若带下如鸡子清者,脾肾虚极也。面色必不华,足胫必浮肿,腰腿必酸。宜益气健脾,兼滋阴补肾,二方分进以治之。陈自明论带下有五色之异,分属五脏。东垣治带下有主寒之说。临症者并宜精察焉。

【注解】 ① 带下:白带的量明显增多,色、质、气味发生异常,或伴全身、局部症状者，称为"带下病"，又称"下白物""流秽物"。临床表现常见白带增多、绵绵不断、腰痛、神疲等，或见赤白相兼，或五色杂下，或脓浊样，有臭气等。

【白话文】 带下病有赤白带之分。人有带脉，横于腰间，跟束带一样，病生于此，所以命名为带。赤带（即赤淋）多因忧思郁怒，损伤心脾，肝火时发，所以血不归经，于是产生红色的分泌物了。治疗应当补养心脾，益肝凉血清火。如果病情太长则阴血渐虚，中气渐损，治疗当以大补气血为主。白带是湿热夹痰，有虚有实。按仲淳所说：白带多属脾虚。肝气郁结则脾受伤，脾伤则湿土之气下陷，而不停地流下白滑的分泌物。都是因为风水之邪郁结于脾才导致的。治疗当开提肝气，补助脾元为主，佐以清热除湿之药。仲淳还认为：如果白带浓稠而有臭味，这是因为湿热较重，适合清热除湿为主，而佐以升提之剂。若带下如蛋清一样，那是脾肾虚极。一定面色不华，足胫浮肿，腰腿酸软。治疗应当益气健脾，兼滋阴补肾，二方分别服用。陈自明把带下分为五色，分属五脏。李东垣治带下有主寒的理论。临床医生应当将这些一同作为参考仔细辨证啊！

冻死救治

【出处】 〔明〕张时彻《急救良方·五绝死第一》。

【原文】 救冬月冻死及落水冻死，微有气者脱去湿衣，解活人热衣包之。用大米炒热，熨心上。或炒灶灰令热，以囊盛熨心上，冷即换之。令暖气通温，以热酒、姜汤或粥饮少许灌之，即活。

又方用毡单①或荐②裹之，以索系定板平稳处，令两人对面轻轻滚

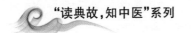

转，往来如毡法，四肢温和即活。切不可用火烘之，逼寒气入内，即死。

【注解】 ① 毡单：毡垫。毡，加工羊毛或者其他动物毛而成的块片状材料。② 荐：草垫子。

【白话文】 想要救冬季冻死或者是落水冻死，还微微有呼吸的人，脱去那人身上湿透的衣服，解下活人身上热的衣物包裹住他。将大米炒热之后，在他的心口处熨烫。或者是炒一些灶头灰，让灰热了之后，用囊盛着热灰熨烫心口处，冷了就更换热的。让暖气温通心脏，用热酒、姜汤、热粥，慢慢灌下，就能救活。

还有一个方法是用毡垫或者是草垫子包裹着冻死的人，用绳子绑住那人后放在一块平稳的板子上，让两个人面对面站在板子两侧，轻轻滚动冻死的人，一来一回就像做毡制品一样，如果冻死的人四肢温暖就可救活。切记不可以用火烘烤他的身体，那样会将体表的寒气逼入体内，立即导致死亡。

福佑良医

【出处】 〔明〕江瓘《名医类案·医戒》。

【原文】 进士王日休劝医云：医者当自念云，人身疾苦，与我无异。凡来请召，急去无迟，或止求药，宜即发付。勿问贵贱，勿择贫富，专以救人为心，以结人缘，以积己福，冥冥中自有佑之者。若乘人之急，切意求财，用心不仁，冥冥中自有祸之者。吾乡张彦明善医，僧道贫士，军兵官员，及凡贫者求医，皆不受钱，或反以钱米与之。人若来召，虽至贫亦去，富者以钱求药，不问钱多寡，必多与药，期于必效，未尝萌再携钱来求药之心。病若危笃，知不可救，亦多与好药，以慰其心,终不肯受钱。予与处甚久,详知其人,为医而口终不言钱,可谓医人中第一等人矣。一日,城中火灾,周回爇①尽,烟焰中独存其居。一岁,牛灾尤甚,而其庄上独全。此神明佑助之明效也。其子读书,后乃预魁荐②。孙有二三庞厚俊爽,亦天道福善之信然也。使其孜孜以钱物为心,失此数者,所得不足以偿所失矣。同门之人,可不鉴哉。

【注解】 ① 爇:焚烧。② 魁荐:科举制乡试或会试中以第一名被录取。

【白话文】 王日休进士有段劝解医生的话:医生应该提醒自己,患者的生病痛苦,和我自己是一样的。只要来找我看病的,赶紧去救治,一定不要拖延,如果是要开药,马上就开给他。不论患者的贫富贵贱,都要以治病救人为根本出发点,结善缘,为自己积福,冥冥之中自然会保佑你的。如果因为别人紧急,刻意地贪求钱财,用心不仁,那么冥冥之中自然会有灾祸到来。同乡张彦明擅长医术,无论什么人来找他看病,他都进行治疗,如果是贫困的百姓,他甚至都不要诊疗费,有时还要给他们钱和米。有人来找他,即使是一贫如洗他也会去,富人拿钱来买药,无论给钱多少,一定会多给药,保证一定会有疗效,从来都没有人再带钱来买药。如果患者病入膏肓,张彦明知道回天乏术了,开药也都给的是好药,也算对得起自己的良心,而且始终不肯收钱。和他相处久了就会了解他的为人,做医生始终不谈钱,算得上是医生中第一等的医生了。一天,城里发生了火灾,大火烧光了所有东西,烟火之中唯独他的房子毫发无损。一年,牛疫很是流行,唯独他所在的庄子上的牛没事。这就是神明在保佑他。他的儿子科举考试是进士的第一名。孙子里有两三个出人头地的,这也是积德积善行为的福报。假使他行医只为了钱,从而失去了这些福佑,那么就是得不偿失啊。同门的人,都应该以此为鉴。

关格论治

【出处】〔清〕顾靖远《顾松园医镜·小便不通》。

【原文】 仲淳曰：不得大小便为关，是热在丹田也；吐逆水浆不得下为格，是寒反在胸中也。阴阳易位，故上下俱病。宜先投辛香通窍（丁香、白蔻、龙脑香、苏合香）、下降（苏子、橘红、沉香）之药，以治其上，次用苦寒（知母、黄柏）下泄之药（车前、木通、滑石、大黄）以通二便。此系急症，不宜缓治，纵有里虚，后当议补。愚按：论关格①之脉，盛于平人四倍以上，为真阴败竭，必死之症。仲淳宗丹溪立言，而景岳甚辟其非，谓岂有脉盛四倍以上而属寒之理。又按仲景曰：关则不得小便，格则吐逆。沈氏注言：溺闭因丹田有热，吐逆因火炎上升。愚甚韪之。亦拟数品处治，大意以甘寒清热下降为主，临症合宜则用治关格方。

治关格方

竹茹（二三钱）　枇杷叶（下气，止呕，数大片）　麦冬（五钱至二两）　梨汁（清胃止呕）　芦根汁　甘蔗浆（各一杯）　茅根（三四两，捣）　绿豆（一合）　茯苓（皆止呕逆，又利小便。二三钱）

煎浓汤，同诸汁和匀，频频饮之，外用大田螺（二三枚捣烂，入盐少许，敷脐下，取汁数匙入药中，尤效）。

【注解】① 关格：是指由于脾肾阴阳衰惫，气化不利，湿浊毒邪犯胃而致的以小便不通与呕吐并见为临床特征的一种危重病证。本病多由水肿、癃闭、淋证等病证发展而来。关格的病机往往表现为本虚标实，寒热错杂，病位以肾为主，肾、脾、胃、心、肝、肺同病，其基本病机为脾肾阴阳衰惫，气化不利，湿浊毒邪上逆犯胃。由于标实与本虚之间可以互相影响,使病情不断恶化,因而最终可因正不胜邪,发生内闭外脱,阴竭阳亡的极危之候。

【白话文】 缪仲淳认为:不能大小便称为关,此为热邪在丹田的缘故;呕吐水浆,气逆不能下叫作格,此为寒邪在胸中的缘故。阴和阳换了位置,所以上下都生病了。治疗当先投辛香通窍(丁香、白豆蔻、龙脑香、苏合香)、下降(苏子、橘红、沉香)之药,治疗上面的症,再用苦寒(知母、黄柏)下泄之药(车前子、木通、滑石、大黄)来通二便。该病属于急症,不适合缓治,即便有里虚的症状,也应该放在之后再考虑补益。按:诊断关格之脉,如强于普通人四倍以上,就是真阴败竭,必死之症。仲淳以丹溪的理论为准绳,而张景岳是加以驳斥的,认为怎么只有脉盛常人四倍以上的才属寒证的道理呢? 又如张仲景所说:关则不得小便,格则吐逆。沈氏注解:溺闭是因为丹田有热,吐逆是因为热邪炎上的缘故。我相当认同啊。也拟了几个方药,治疗大意以甘寒清热下降为主,临床症状适合就会用关格方来治疗。

治关格方

竹茹(二三钱) 枇杷叶(下气,止呕,数大片) 麦冬(五钱至二两) 梨汁(清胃止呕) 芦根汁 甘蔗浆(各一杯) 茅根(三四两,捣) 绿豆(一合) 茯苓(皆止呕逆,又利小便。二三钱)

煎浓汤,把所有的药汁和匀,让患者常常喝,外用大田螺(二三枚捣烂,入盐少许,敷脐下,取汁数匙入药中,非常有效)。

诡医劣行

【出处】 〔宋〕方勺《泊宅编》。

【原文】 古之贤人，或在医卜之中。今之医者，急于声利，率用诡道以劫流俗，殆与穴坯挟刃之徒无异。予目击二事，今书之，以为世警。王居安秀才久苦痔，闻萧山有善工，力不能招致，遂命舟自乌墩走钱塘，舍于静邸中，使人迎医。医绝江至杭，既见，欣然为治药饵，且云："请以五日为期，可以除根本。"初以一药放下大肠数寸，又以一药洗之，徐用药线结痔。信宿①痔脱，其大如桃；复以药饵调养，数日遂安。此工初无难色，但放下大肠了，方议报谢之物，病者知命悬其手，尽许行橐所有为酬，方肯治疗。又玉山周仅调官京师，旧患膀胱气②，外肾偏坠。有货药人云，只立谈间可使之正。约以万钱及三缣③报之。相次入室中，施一针，所苦果平。周大喜，即如数负金帛而去。后半月，其疾如旧，使人访医者，已不见矣。

【注释】 ① 信宿：连住两夜，一般指两个晚上。② 膀胱气：病名。一指小腹肿痛而不得小便的病证；二为疝之别名。③ 缣：双丝的细绢。

【白话文】 古代的贤人，有些就是医生。但是如今的医生，急于名利，用一些奇怪的治疗方法来标新立异，与那些强盗没什么区别。我亲眼见过几件这样的事情，现在把它写下来，让后世的人以之为戒。秀才王居安一直苦于痔疮这个病，听说在萧山有个医术高明的医生，但是却没有能力将他请过来，所以就亲自乘船到钱塘去找，住在一处很安静的地方，让人去接医生。医生渡过江到杭州，就去见了秀才，很开心地给他开了治疗药物，并且信誓旦旦地说："只要五天，就可以治好。"一开始把一味药放入肛门中，又拿一味药清洗肛门，慢慢地用线将痔疮打结。两三天痔核脱下，如桃子大小；再用药物调养，几天就好了。开始的时候，医生没有为难的表情，但是当把大肠拉下（结扎好痔疮），就和秀才说诊费的事情，秀才知道自己的命在他手上,只好将包里的钱全部给他,这样医生才肯治疗。玉山周某,被调官到京城,以前患有膀胱气,阴囊下坠肿大。有个卖药的人说,只要一会儿就可以治好。说要万钱及三匹缣丝来当诊治费。在房间中,给他施了一针,马上就好了。周某很开心,就按照他的要求把钱给他了。半个月后,疾病复发,就派人去找那个医生,已经找不到了。

过药成病

【出处】 〔清〕任锡庚《王氏医案绎注》。

【原文】 一男患喉痹①,专科治之甫愈,而通身肿势日甚,医者惊走。孟英诊之曰:病药也。投附子理中汤数剂而痊。喉痹治以寒凉,法原不谬,而药过于病,翻成温补之证。孟英尝云:死于病者十之三,死于药者十之七。

【注解】 ① 喉痹:喉痹是指以因外邪侵袭,壅遏肺系,邪滞于咽,或脏腑虚损,咽喉失养,或虚火上灼所致的以咽部红肿疼痛,或干燥、异物感、咽痒不适等为主要临床表现的咽部疾病。

【白话文】 一男子得了喉痹,请专科医生治疗,就快痊愈了,然而却全身肿起来了,一天比一天严重,专科医生对此感到震惊,逃跑了。王孟英看了之后说:这是因为服药而得的病。于是给他服附子理中汤几剂后就痊愈了。喉痹要用寒凉方法治疗,方法没错,但是用药太过,反而变成需要温补的病证。王孟英曾经说:因为生病死的,十个里面有三个;因为吃药死的,十个里面有七个。

寒甚化热

【出处】 〔明〕江瓘《名医类案·热气病》。

【原文】 齐中御府长信病，淳于意入诊其脉，告曰：热病气也。然暑汗，脉少定，不死。曰：此病得之当浴流水而寒甚，已则热。信曰：唯然。往冬时，为王使于楚，至莒县阳周水，而莒桥梁颇坏，信则揽车辕，未欲渡也。马惊即堕，信身入水中，几死。吏即来救信，出之水中，衣尽濡①，有间，而身寒，已热如火，至今不可以见寒。意即为之液汤火齐逐热，一饮汗尽，再饮热去，三饮病已。所以知信之病者，切其脉时，并阴，《脉法》曰：热病阴阳交者死。切之不交，并阴。并阴者脉顺清而愈，其热虽未尽，犹活也。肾气有时间浊，在太阴脉口而希，是水气也。肾固主水，故以此知之。失治一时，即转为寒热。

【注解】 ① 濡：湿。

【白话文】 齐中御府长信生病了，淳于意前去诊脉，告诉他说："是热气病。但因为夏天出汗，脉象已经稍稍稳定了，不会死。"又说："这个病应该是曾落入流动的冷水中，等到从水中出来后就已经化热了。"长信说："的确是这样。以前冬天的时候，我作为王的使者出使楚国，到了莒县这个地方要过河，但是桥梁破损厉害，我就停下了脚步，还没有准备渡河。突然马惊了，我便掉入河中，都快被淹死了。属下的官吏把我救上岸，衣服全湿了，过了会儿，身体就不觉得寒冷而滚烫如火一般，直到现在都不可以见寒。"淳于意就给患者信开了退热的汤药，第一次喝完，汗就止住了；第二次喝完，就不感觉那么热了；第三次喝完，信的病就好了。之所以知道信的病是这样得的原因是,切脉的时候,感觉到了并阴的脉象,《脉法》说:热病,如果阴阳相交预后不好。信的脉阴阳不交,且有并阴的脉象。出现并阴的脉象就表示脉象通顺热气已清,所以就会痊愈,而且即使他的热象不尽,他也能继续存活。肾气有时候浑浊,在太阴脉口这个位置脉象又很弱小,是因为有水气。肾主水,因此就知道阴精尚存。由此可知,治疗上的一时疏忽,会使得寒热相互转变。

汗吐下法

【出处】 〔清〕徐镛《玉机微义·论积温蓄热成火宜汗吐下法》。

【原文】 子和曰:李屏山素饮酒,一日得病,医用酒蒸丸热后,目睹天地但见红色遂成龙火,卒不能救。棠溪李济之常病目,及居省掾,每服补肝散以致睛胀,但见窗槛横排,几至丧明①。令涌泄五七次继服凉剂,方始如故。丹霞朱僧氏代章宗出家,既病三阳蓄热,常居静室不敢见明,明则头疼如锥。每置冰于顶上不能解其热,历诸医莫能辩其病,后治之七日而愈。其法用汗、吐、下三法而已,后用凉物清镇之平复如故。谨按以上病例非汗吐下法则不能已人,惟阴平阳秘,神气以宁。

【注解】 ① 丧明:失明。

【白话文】 张子和说:李屏山平素喜欢喝酒,一天得病了,医生用酒蒸热药丸让他服下后,感觉看到天地之间红色化为一条火龙,突然昏倒不能救起。棠溪的李济之常常发生眼疾,等做省里官员时,每天服用补肝散以致眼睛胀痛,但见窗栏都横着排列,差点就要失明了。令他涌吐了五、七次之后服下寒凉药才恢复到之前的状态。丹霞的朱僧氏代替章宗出家,生了三阳蓄热之病,常常待在安静的房间里不敢见阳光，见了阳光就头痛仿佛锥刺一般。每次将冰块放在头顶上都不能缓解内热，看过还多位医生都不能辨别清楚是什么病，而后张子和治了七天就好了。他只是用了汗、吐、下三种方法，之后用寒凉之药清凉镇静便恢复了。上面所写的几个病例不用汗、吐、下的方法就不能治好，只有阴平阳秘，神气才得以安宁。

汗早限寿

【出处】〔明〕江瓘《名医类案·伤寒》。

【原文】《南史》记：范云初为陈武帝属官，武帝有九锡之命，云忽感伤寒，恐不得预庆事，召徐文伯诊视，问曰：可使得愈乎？文伯曰：便瘥①易，正恐二年后不复起耳。云曰：朝闻道，夕死可矣，况二年乎？文伯于是先以火煅地，布桃柏叶，设席，置云其上，顷刻汗出，以温粉之，翌日遂愈。云甚喜，文伯曰：不足喜。后二年果卒。夫取汗先期，尚促寿限，况不顾表里，不待时日，便欲速愈者耶。今病家不耐病，病三四日，昼夜督②汗，医者随情顺意，鲜不致害，故书此为戒。(《本事方》)

【注解】①瘥：病愈。②督汗：发汗。

【白话文】《南史》有记载：范云刚当上陈武帝的属官，武帝要举行庆典，范云突然感染伤寒，担心不能准备庆典的事情，便叫来徐文伯来诊治，范云问："可以马上好起来吗？"文伯说："马上好容易，但是恐怕您的寿命就只剩两年了。"范云说："早晨得知真理，要我当晚死去都可以，更何况我如今还有两年的时间。"徐文伯便先用火将地烧热，然后放满桃柏的叶子，铺上席子，让范云躺在上面，范云马上就出汗了，扑了温粉，第二天范云就好了。范云非常开心，文伯说："不值得开心啊！"过了两年,范云果然就死了。伤寒病时,如果提前运用发汗的方法,就会损伤寿命,何况还不顾病证的表里,不管病程的长短,只求迅速恢复的。如今的病患,才得病三四日,便日夜想要发汗,医生也就随着患者的想法,很少没有产生伤害的,因此写这篇文章来告诫大家。(《本事方》)

"忌药"治病

【出处】 〔清〕陆以湉《冷庐医话·用药》。

【原文】 物性有相忌者,即可因之以治病。如铁畏①朴硝,张景岳治小儿吞铁钉入腹内,用活磁石、朴硝二钱,并研末,熬熟猪油加蜜和调,与之吞尽,遂裹护铁钉从大便解下。豆腐畏莱菔,《延寿书》云:有人好食豆腐中毒,医不能治,作腐家言莱菔入汤中,则腐不成,遂以莱菔汤下药而愈。菱畏桐油,《橘旁杂论》云:一医治某嗜菱食之过多,身热胸满,腹胀不食,病势垂危,知菱花遇桐油气辄萎,因取新修船上油滞作丸,入消食行气药中与服,即下黑燥粪而瘥。此类尚多,未能缕举,习医术者,诚不可不博识多闻也。

【注解】 ① 畏:一种药物的毒性反应或副作用能被另一种药物减轻或消除。

【白话文】 事物属性有相畏的,可以利用这个关系来治病。比如铁畏朴硝,张景岳治疗小儿误吞铁钉到肚子里,将磁石、朴硝二钱研末,熬熟用猪油加蜜调和,让小儿吞服,不一会就能将铁钉包裹起来从大便排出。豆腐畏莱菔子,《延寿书》记载有人吃了很多豆腐后中毒,医生都治不好,做豆腐的人说把莱菔子放入水中煎煮,就可以解豆腐的毒,于是用莱菔汤服下就痊愈了。菱角畏桐油,《橘旁杂论》

记载有个医生治疗某人吃了太多的菱角，浑身发热，胸膈胀满，肚子胀吃不下，病势已经垂危，后来医生知道菱花遇到桐油气就会枯萎，便取新修船上的桐油做成药丸，加上消食行气的药给那个人一并服下，不一会儿患者就排出黑色干燥的大便而痊愈。像这种例子还有很多，不能一一列举，学习医术的人，实在是不能不博识多闻啊。

交肠论治

【出处】 〔清〕顾靖远《顾松园医镜·小便不通》。

【原文】 仲淳云：交肠①之病，大小便易位而出，或大怒，或因使醉饱，遂致脏气乖乱，不循常道。法宜宣吐，以开提其气，阑门②清利，得司泌别之职则愈矣。

治交肠应用诸药，大法宜升清降浊，兼补气淡渗，忌破气燥热。

治交肠方

升麻 柴胡（升清） 橘红 降香（降浊） 苏子 人参 白芍（补气）茯苓 猪苓 泽泻 木通 车前 滑石（淡渗）

【注解】 ① 交肠：大、小便易位而出，即大便时有尿流出，或小便时有粪水流出，故名。本病与直肠膀胱瘘相似，宜手术修补。② 阑门：七冲门之一，出自《难经·四十四难》。指大、小肠交接处，其犹如门户间之门阑，故称。

【白话文】 缪仲淳认为：交肠之病表现为大、小便易位而出，或大怒，或因为酒食过度，从而导致脏气乱动，不遵循常理而行。治疗当用宣吐之法，开提其气，清利阑门，恢复它原来分清降浊的本领，则病就能痊愈了。

治交肠应用的各味药物,大法遵循升清降浊,兼补气淡渗,忌破气燥热。

治交肠方

升麻 柴胡(升清) 橘红 降香(降浊) 苏子 人参 白芍(补气)
茯苓 猪苓 泽泻 木通 车前 滑石(淡渗)

节欲广嗣

【出处】 〔清〕王春亭《济生集·广嗣论》。

【原文】 天下之男无不父,女无不母矣。不然者,则因女人经候不调,或有崩漏、带下等症,必难受孕。男子不育,必有阳脱痿弱,精冷清淡,或阳萎不射等症。故女以调经为先,男以补肾为主也。服药之后,又宜清心寡欲,使我之本原先壮,然后奇偶施之,而不孕者,未之有也。

眉批①:昔有人艰于子息,医教以节欲静摄,勿劳心神,心静则精不摇,神完则气不走。每妻经净,乃一交媾,否则各榻。如是半年,妻果有娠。娠后即异榻,足月之后,果生男子。后来连生数子,并无夭折之患。奈今人求子,广蓄婢外家,仍无子嗣,大都不知节欲故也。况文士用心,更当节欲,盖劳心而不节欲,则火易动,火动则肾气耗散,水不能制火而火愈炽,则肺金受伤,金又不能生水,相克而传变为痨瘵②,必至夭亡。

【注解】 ① 眉批:图书上端的白边称为书眉,在书眉上批注读书心得、订误、校闻和音注等都称为眉批。② 痨瘵:肺结核病,俗称肺痨。

【白话文】 天下间男子没有不做父亲,女子没有不做母亲的。不这样的,则是因为女子月经不调或者有崩漏、带下等病证,必定难以受孕成功。男子不能育子的，必定有阳气虚脱痿弱，肾精寒冷清淡，或者阳痿不射精等病证。所以女子应当以调理月经为先，男子应当以补肾为先。吃了药之后，又应当清心寡欲，使得自身的根本先强壮，然后再男女交配，没有不受孕成功的。

　　眉批：以前有个人难于生子，医生教他要节制情欲、静心调摄，不要心神过劳，心中宁静精气就不乱动，神明完备精气就不乱走。每个月妻子月经干净后，同房一次，否则就各自睡觉。这样半年之后，妻子果然怀孕了。怀孕之后就分床而睡，怀孕足月之后，果然生了一个男孩。后来接连生了几个孩子，都没有孩子夭折的担心。奈何现在的人求子，大肆收婢女为妾，在外头有其他女人，仍旧没有子嗣，大多是不知道节制情欲的缘故。况且文人需要用心思，更应当节制情欲，劳累心神而不节制情欲，则相火易动，火动则肾气耗散，肾水不能克制相火则相火更加炽热，则肺金受到损伤，按照五行生克，金不能生水，相克而传变成为痨瘵之病，必定导致早死。

痉症辨析

【出处】〔清〕魏之琇《续名医类案·痉》。

【原文】　易思兰治宗室毅斋，年五十二，素乐酒色。九月初，忽倒地，昏不知人，若中风状，目闭气粗，手足厥冷，身体强硬，牙关紧闭。有以为中风者，有以为中气中痰者，用乌药顺气散等药俱不效。有作夹阴治者，用附子理中汤，愈加痰响。五日后召易诊，六脉沉细紧滑，愈按愈有力。曰：问此何病？曰：寒湿相搏，痉病①也。痉属膀胱，当用羌活胜湿汤主之。先用稀涎散一匕，吐痰一二碗，昏愦即醒，随进胜湿汤六剂全愈。以八味丸调理一月,精神复常。其兄宏道问曰:病无掉眩,知非中风。然与中风、中痰、夹阴,似亦无异,何以独以痓名之?夫痓缘寒湿而成,吾宗室之家,过于厚暖有之,寒湿何由而得?易曰:运气所为,体虚者得之。本年癸酉,戊癸化火,癸乃不及之火也。《经》曰:岁火不及,寒水侮之。至季夏土气太旺,土为火子,子为母复仇,土挟制水。七月、八月,主气是湿,客气是水,又从寒水之气,水方得令,不服土制,是以寒湿相搏,太阳气郁而不行,其症主脊背项强,卒难回顾,腰似折,项似拔,乃膀胱经痓病也。宏道曰:痓缘湿而成,乌药顺气等药,行气导痰去湿者也。附子理中,去寒者也,何以不效?用胜湿汤何以速效?易曰:识病之要,贵在认得脉体形症。用药之法,全在理会经络运气。脉症相应,药有引经,毋伐天和,必先岁气,何虑不速效耶?夫脉之六部俱沉细紧滑,沉属里,细为湿(此句可疑,《脉诀》以濡为湿,并无以细为湿之说),紧为寒中,又有力而滑,此寒湿有余而相搏也。若虚脉之症,但紧细而不滑。诸医以为中风,风脉当浮,今不浮而沉,且无眩掉等症,岂是中风?以为中气中痰,痰气之脉不紧,今脉紧而体强直,亦非中气中痰,故断为痓病。前用乌药、附子理中汤,去寒不能去湿,去湿不能去寒,又不用引经药,何以取效?胜湿汤,藁本、羌活乃太阳之主药,通利一身百节,防风、蔓荆能胜上下之湿,独活散少阴肾经之寒,寒湿既散,病有不瘳者乎?

【注解】 ① 痓病:是指由于筋脉肌肉失去濡养而不能自主所引起的,以项背强急、四肢搐搦,甚至角弓反张等为主要表现的各种疾病的总称。

【白话文】 易思兰治疗宗族之人毅斋,他五十二岁,平时酒色无度。九月初,突然昏倒,像中风一样目闭气粗,手足冷,身体僵硬,牙关紧闭。有医生认为是中风,有的认为是气厥、痰厥,用乌药顺气散等都没有效果。也有认为是夹阴,用附子理中汤治疗,用药后喉中痰鸣加重。五天后请易思兰来治疗，诊脉发现六脉沉细紧滑，愈按愈有力。问："这是什么病？"易思兰回答说："寒湿内盛，是痓病。痓病属膀胱经，要用羌活胜湿汤治疗。"先用稀涎散一匕，毅斋吐痰一二碗，就苏醒了，随后用胜湿汤六剂痓愈。后以八味丸调理一个月，精神恢复正常。他的兄弟宏道问易思兰："此病并没有头晕头眩，知道并不是中风。但是中风、中痰与夹阴，看似并无不同，为何独独以痓来命名呢？痓病缘于寒湿，我宗族人的家里，有过于暖和的，寒湿从何而来？"易思兰说："这是运气所为，体虚的人容易得病。今年是癸酉年，戊癸化火，癸是不及之火。《黄帝内经》中说：火运不及，寒水侮火。到夏季土气太旺，土为火之子，子为母复仇，土制约水。七月、八月，主气是湿，客气是水，寒水之气，水方得令，不服土的制约，寒湿相搏结，太阳气郁而不行，故其症状见脊背和脖子僵硬，不能回头，腰像是要折断，脖子挺得很直，这是膀胱经的痓病。"宏道说："既然痓病是因湿而成，乌药顺气散等药，行气导痰祛湿。附子理中汤，祛寒，为何没有效果？用胜湿汤为何能很快有效？"易思兰说："诊断疾病关键是要辨别脉象、体征。用药法则主要是疏导经络运气。若脉象与症状相符合，药物有引经，不违背自然，符合气候规律，何须担忧没有效果呢？脉象六部皆沉细紧滑，沉属里，细为湿（此句可疑，《脉诀》以濡为湿，并无以细为湿的说法），紧为寒中，又见有力而滑，这是寒湿有余，相互搏结。如果是虚脉的症状，见紧细而不滑。很多医生以为是中风，风脉应浮，现见脉不浮而沉，并且没有头晕等症状，怎么会是中风呢？认为是中气、中痰，痰气的脉不紧，现脉紧而肢体强直，也不是中气、中痰，所以诊断为痓病。先前用乌药、附子理中汤，可祛寒但不能祛湿，可祛湿但不能祛寒，又不用引经药，怎么能有效果？胜湿汤，藁本、羌活是太阳经的主药，通利全身，防风、蔓荆子能祛上下之湿，独活能散少阴肾经之寒，寒湿既散，病岂有不痓愈的？"

痉症论治

【出处】〔清〕顾靖远《顾松园医镜·痉》。

【原文】 痉者，筋病强劲不柔和也。甚者，头动摇，背反张，脚挛急，口噤齿。按《经》言：诸暴强直，皆属于风。又言：痉筋之病，寒则反折筋急。又言：诸痉项强，皆属于湿。考《金匮》论痉，亦以风、寒、湿立言。谓：太阳病发热无汗为刚痉，太阳病发热汗出为柔痉。又谓：太阳病发热脉沉而细者，名为痉，为难治。盖太阴湿邪，淫于太阳，故令背项强直。若寒湿相合，则成刚痉①；风湿相合，则成柔痉②。以太阳为病，而见太阴贼克之脉，故曰难治。徐忠可注云：痉虽概为风、寒、湿所中，然原其因，多由亡血，筋无所荣，故邪得以袭之。故仲景撇消痉病之由，而曰：太阳病发汗太多，因致痉。夫风病下之则痉，复发汗必拘急，疮家发汗则痉。虽汗下后，或有邪乘，总由阴虚液脱筋燥致痉，则一也。此丹溪论治痉，所以有不可纯用风药之戒。景岳注《内经》，亦言肝主筋，其化风，故诸暴强直，皆属于风，非外来之风。内风多燥，若与风剂③则益燥，宜补阴以制阳，养荣以润燥。故有治风先治血，血行风自灭之说也。《千金》谓：温病热入肾中，亦为痉，小儿痫热盛，亦为痉，俱当养阴清热润燥。盖痉病皆属阴虚液脱筋燥所致。忠可之说，深得病情，所以产后及金疮折伤，失血过多，痈疽脓溃之后，每有此症，亦宜养阴清热润燥为主。或金疮所伤，痈疽溃后，冒风致痉者，即所谓破伤风也。当养血疏风，方为善治。产后血舍空虚，外风袭入而成痉者，即《金匮》所言：新产血虚，多汗出，易中风，故令病痉是也。宜海藏防风当归为主治之。嘉言谓：庸愚不知此症，昔贤各从血舍驱风，自有成法可遵。辄称产后惊风，妄用镇惊之药。千中千死而不悟，深为可慨。又小儿体脆神怯，不耐外感壮热，多如痓病，后世妄以惊风立名，不治外淫之邪，反投金石脑麝等药，镇坠外邪，深入脏腑，亦千中千死，此通国所当共禁。沈氏谓：此乃少阴、少阳客邪所至，为惊为痉，感冒热邪所致，实非惊风，并非痓病，治者审焉。

【注解】 ① 刚痓：病名。为外感痓证，属寒邪偏盛，症见项背强直，恶寒较重，发热无汗。② 柔痓：病名，痓病而见有汗者。一作柔痉。症见身热汗出，颈项强急，头摇口噤，手足抽搐，甚则角弓反张，脉沉迟。③ 风剂：治风剂。由辛散祛风或滋潜息风的药物组成，作用是疏散外风或平息内风。

【白话文】 痓，是指肌肉过于强劲不柔和。严重时，头动摇，背反张，脚挛急，牙关紧闭。《黄帝内经》里说：凡是突然发生的强直，都属于风。又说：痉筋之病，遇寒则角弓反张，筋脉拘紧。又说：凡是痓病，颈项强急，都属于湿。考证《金匮要略》中论述的痓，也主张风、寒、湿为病因。说道：太阳病发热无汗为刚痓，太阳病发热汗出为柔痓。又说：太阳病发热脉沉而细者，名为痓，较为难治。因为起于太阴（脾）经的湿邪浸淫于太阳（膀胱）经，所以致使背项强直。若寒、湿相合，则成刚痓；风、湿相合，则成柔痓。发病在太阳经，却见太阴脉受损，所以说难治。徐忠可注：痓虽然大多是因为中了风、寒、湿邪，但是探究原因，多因为是亡血，无法荣润筋脉，邪气才会侵袭。所以张仲景去除原来痓病的成因之说，认为：太阳病发汗太多，所以导致痓。得了风病下汗后可导致痓，再发汗的话必然肌肉拘急，疮家发汗为痓。虽汗下后，邪气乘虚而入，归纳病因即阴虚液脱筋燥致痓，意思是一样的。这是朱丹溪治痓的理论，所以有不可纯用风药的规定。景岳注《黄帝内经》，也讲到肝主筋，其化风，所以各种突发强直，都属于风，非外来之风。内风多燥，如果治疗用风剂则更燥，应当补阴以制阳,养荣以润燥。所以有治风先治血,血行风自灭的说法。《千金方》记载:温病热入肾中,也可导致痉,小儿痫病热盛,也可作痉,都应当养阴清热润燥。这是因为痉病都属阴虚液脱筋燥所致。徐忠可的观点,深得于临床经验,产后及金疮骨折伤,失血过多,痈疽脓溃之后,每有此症,都应当以养阴清热润燥为主。金疮所伤,痈疽溃后,受了风邪导致痉,这就是所说的破伤风了。治疗当养血疏风,才能把病治好。产后血虚,外风袭入而成痉,就是《金匮要略》所说:分娩之后气血亏虚,汗出较多,易中风邪,所以容易得痉病。应当用海藏防风当归为主治疗。喻嘉言认为:庸下愚昧之人不知此症,当初那些良医各自从血舍驱风,都有现成的方法可以遵循。而他们却认为就是产后惊风,乱用镇惊之药。产妇千中千死却还不吸取教训,实在令人感慨啊!小儿体质不坚固神思虚弱,不耐受外感高热,大多表现为痉病的症状,后来有人胡乱用惊风命名这个病,不治外淫之邪,反而用了金石脑麝等药,希望能镇坠外邪,深入脏腑,结果也是千中千死,这种方法全国都应当明令禁止。沈氏认为:这是因为邪气客于少阴经、少阳经,表现为受惊或抽筋,是因为感受了热邪导致的,实际上不是惊风,也不是痉病,治疗的人应该仔细审察。

灸法治跛

【出处】〔汉〕华佗《华佗神方·华佗治脚病要诀》。

【原文】 一人病脚躄不能行,先生切脉后,即使解衣,点背数十处,相间一寸或五寸,从邪不能当,言灸此各七壮,灸创愈,即能行也。后灸愈,灸处夹背一寸上下行,端直均调,如引绳也。

按：先生以四言为主要，知药所不及，乃易之以灸。人谓灸不难，得穴难。余谓得穴非难，因有图①可按，体格部位可稽也。惟病之应灸与否，又灸从何起，迄何止。有胆有识，斯诚难耳。先生之享大名于后世也，即此胆与识为之基②也。（孙思邈）

【注解】 ① 图：图册。② 基：基础。

【白话文】 有一个人脚跛了不能行走，先生为他把脉之后，就解开他的衣服，在他的背上点了几十处，每处相隔一寸或五寸，邪气不能抵挡，他说这些地方各灸七壮，等灸的创口好了，就可以行走了。后来灸的创口愈合了，灸处在背脊两侧上下间隔一寸，笔直粗细均匀，像绳子一样。

按：（华佗）先生主要是以诊脉为主，知道药物是不能治疗的，就换成灸法。人们说灸不难，但是要取穴非常难。我认为取穴并不是很难，因为有图册可以遵循，身体部位都可以按此进行查找。难的是针对病情是不是应该灸，又应该从哪里开始灸，到哪里停止。这些需要有胆识，这实在是太难了。先生之所以被后人所称赞，他的胆识奠定了基础。（孙思邈注释）

灸疗冻疮

【出处】 〔金〕张从正《儒门事亲》。

【原文】 夫冻疮者，因寒月行于冰雪中而得之，有经年不愈。用陂野中净土曝干，以大蒜捣如泥，和土捏作饼子，如大观钱①厚薄，量疮口大小而贴之。泥饼子上，以火艾灸之，不计艾壮②数多少，以泥干为度。去干饼，以换湿饼，贴定灸之，不问灸数多少，有灸一二日者，直至疮痂内觉痒微痛,是冻疮活也。然后口含浆水澄清,用鸡翎一二十茎,缚作刷子,于疮口上洗净,以此而洗之后,肌肤微痛也,用软帛拭干,次用木香槟榔散敷之。夏月医之大妙。

【注解】 ① 大观钱:北宋徽宗赵佶在大观年间(1107—1110)所铸造的钱币。② 壮:如本文泥饼上放一撮圆锥状艾绒,燃尽一次,更换新的点燃,燃尽一次即为一壮。

【白话文】 冻疮,是因为冷天在冰雪中行走而得的,有的多年不愈。用野外池塘中干净的泥土在烈日下晒干,把大蒜捣成泥,和土捏成饼子,厚薄如同大观钱,依据疮口大小敷贴。泥饼上,用一撮点燃的艾绒做灸法,不计多少壮,以泥干为度。去掉干饼,换成湿饼,贴好了再灸,不管灸数多少,甚至有灸一两天的,直到疮痂里觉得痒而微痛,这是冻疮活了。然后口含澄清的浆水,用鸡毛一二十根,绑成刷子,在疮口上洗净,洗后,肌肤微痛,用软帛布拭干,再用木香槟榔散外敷。夏天治疗更好。

救缢神方

【出处】 〔汉〕华佗《华佗神方·华佗救缢死神方》。

【原文】 凡自缢死,旦至暮,虽已冷,必可活。暮至旦,则难疗。此谓其昼则阳盛,其气易通;夜则阴盛,其气难通也。治法:先徐徐抱解其绳,不得截断上下,安被卧之。一人以脚踏其两肩,手挽其发,勿纵①之。一人以手按据胸上,数动之。一人摩将臂胫屈伸之,若已僵,但渐渐强屈之。并按其腹,如是一炊顷,气从口出,呼吸眼开,而犹引按莫置,亦勿苦劳之。并稍稍与以粥汤,自能回生。或以:

山羊血　菖蒲　苏叶各二钱　人参　半夏各三钱　红花　皂角刺　麝香各一钱

各为末，蜜为丸，如龙眼核大。酒化开，即以人口含药水，用葱管送入死人喉内，少顷即活，此丸神效之极。唯修合之时，以端午日为佳。

【注解】　① 纵：松弛。

【白话文】　大凡上吊自杀的人，从早上到晚上，虽然身体已经冷了，但是还可以救活。从晚上到早上，那就难治疗了。这是因为白天阳气盛，身体中的气容易流通；到了晚上阴气盛，身体中的气便不容易流通。治疗上吊自杀的人应该要先慢慢抱着他解开绳子，不可以一下子把绳子剪断，要使得患者平卧。一个人脚踏着患者的两肩，手挽着患者的头发，不能松手。一个人用手按在他的胸上，上下按动数次。一个人摩捋着患者的胳膊和大腿让他弯曲伸直，如果已经僵硬了，那就慢慢地勉强弯曲。并且按着患者的腹部，这样做一会儿，就会有气体从患者的嘴里出来，患者眼睛睁开，但还是要继续按压不要停止，但是也不要无停止地继续下去。并且给患者喝一点粥汤，这样就可以起死回生。或者用：山羊血、石菖蒲、苏叶各二钱，人参、半夏各三钱，红花、皂角刺、麝香各一钱，把它们磨成末，制成蜜丸，像龙眼核一样大。用酒化开，一个人用口含住药水，用葱管将药水送入死人的喉咙中，过一会那人就活过来了，这个药丸效果极佳。以端午的时候加工制作的药效最好。

雷公秘方

【出处】　〔宋〕洪迈《容斋四笔》。

【原文】《雷公炮炙论》载一药而能治重疾者,今医家罕用之,聊志于此。其说云:"发眉堕落,涂半夏而立生。目辟眼㖞,有五花而自正。脚生肉柎①,裩②系茛茗根。囊皱溺多,夜煎竹木。体寒腹大,全赖鸱鸺。血泛经过,饮调瓜子。咳逆数数,酒服熟雄。遍体疹风,冷调生侧。肠虚泄利,须假草零。久渴心烦,宜投竹沥。除瘕去块,全仗硝硇。益食加筯,须煎芦朴。强筋健骨,须是苁禅。驻色延年,精蒸神锦。知疮所在,口点阴胶。产后肌浮,甘皮酒服。脑痛,鼻投硝末。心痛,速觅延胡。"凡十八项。谓眉发堕落者,炼生半夏茎,取涎涂发落处,立生。五花者,五加皮也,叶有雄雌,三叶为雄,五叶为雌,须使五叶者作末,酒浸用之,目辟者正。脚有肉柎者,取莨茗根,系裩带上,永瘥。多小便者,煎草薢服之,永不夜起。若患腹大如鼓,米饮调鸱鸺末服,立枯如故。血泛行者,捣甜瓜子仁作末去油,饮调服之,立绝。咳逆者,天雄炮过,以酒调一钱匕服。疹风者,侧子附子傍生者作末,冷酒服。虚泄者,捣五倍子末,熟水下之。瘕块者,以硇砂、硝石二味,乳钵中研作粉,同煅了,酒服,神效。不饮者并饮酒少者,煎逆水芦根并厚朴二味,汤服之。苁蓉并鳝鱼作末,以黄精汁圆服之,可力倍常日也。黄精自然汁拌细研神锦,于柳木甑中,蒸七日了,以蜜圆服,颜貌可如幼女之容色。阴胶即是甑中气垢,点少许于口中,即知脏腑所起,直彻至住处知痛,足可医也。产后肌浮,酒服甘皮立枯。头痛者,以硝石作末,内鼻中,立止。心痛者,以延胡索作散,酒服之。

【注解】 ① 肉柎:此指鸡眼。② 裩:同"裈",古代称裤子。

【白话文】《雷公炮炙论》中记载有用一味药物就能治疗重病的,现在的医生很少用,现在记在这里。书中说:"头发、眉毛脱落,涂半夏很快能再生。眼睛斜视,用五加皮可以矫正。脚上长鸡眼,将莨茗根系在裤带上。小便过多,夜里煎草薢服用。身体寒冷腹大,用鸱鹈。经血过多，瓜子调服。经常咳嗽，酒服炙过的天雄。遍身风疹，冷水调服生侧子。肠虚泄泻痢疾，必须借五倍子(的功效)。口渴心烦，宜用竹沥。消除癥瘕血块，仗着硝石、硇砂。增加饮食和酒量，煎芦根、厚朴(服)。强筋健骨，用肉苁蓉和鳝鱼。保养容颜增长寿命，用黄精汁蒸神锦。知道疮疡的位置，在口中点阴胶。产后浮肿，用酒服甘皮。头脑疼痛，往鼻子里洒点硝末。心痛，快找延胡索服用。"以上共十八种治病秘方。其中说毛发脱落的病，榨取生的半夏茎汁涂于脱落处，毛发很快就可以再生。五花就是五加皮，它的叶有雄雌两种，三片叶为雄叶，五片叶为雌叶，必须用五片的雌叶碾碎成末，泡在酒里服用，可以治好眼斜。脚上长鸡眼的患者，取来莨菪根，把它系在裤带上，这样以后永远就不会再长了。小便多的人，煎熬草薢服用，就会永不夜间起来小便。如果患腹大如鼓的病，用米汤调配水老鸦碎末服用，腹部很快恢复原状。经血过多的人，把甜瓜的子仁捣碎成末，再除去油，调入水中服用，即可止绝。患咳嗽的人，将天雄炒过后，用酒调配一钱匕服用。患斑疹的人，把侧生的附子即侧子捣成碎末，与冷酒一起吞服。肠虚泄泻的人，将五倍子研成碎末，用开水冲服。腹中结硬块的人，把硇砂、硝石两种东西放在乳钵中研成粉末，放在一块边炒边捣，配酒服用，有神奇功效。不能喝酒以及饮酒量少的人，煎芦根和厚朴两味药物的汤水服用。把肉苁蓉和鳝鱼两味药研成末状，再用黄精汁做成圆团服用，体力可比平常倍增。天然的黄精汁调拌研成末状的神锦，放在柳木的甑器中蒸上七天以后，用蜂蜜团成圆服用，面色可像少女一样美丽。阴胶就是甑器中的气垢，在口中稍微点一些，就会知道五脏六腑发病的地方，这种东西会一直深入到患处使你感觉疼痛，其病足可医治。产后身上浮肿，用酒和甘皮一起服用便可即时得到恢复。头痛的人，把硝石研成碎末，滴入鼻子中，头立即不痛。有心痛病的人，用延胡索研成粉末，配酒服用便可治愈。

临蓐诸症

【出处】 〔明〕赵献可《邯郸遗稿·叙》。

【原文】 妊娠至临月,当安神定虑,时常步履,不可多睡、饱食、过饮、酒醴、杂药。欲产时,不可多人喧闹怆惶。若见浆水,腰间痛甚,是胎已离经,方可用药催生、坐草①。不可早服催生药、早坐草。临蓐②切忌饮酒。酒性多热,口鼻出血,多致不救,急与二四汤加行血药、入童便治之。凡儿在腹,男负阳背阴,女负阴背阳,首上足下,临产侧转顺出。其有横生逆产之患者,因产母忍痛,曲腰眠卧,不肯舒伸行动,倒运不转故也。坐草不宜太早,须再扶行运动,方免祸患。徒及气血不足,则误矣! 若产顿迟难者,此方可归罪于气血也。临产切戒惊吓,致产妇恐怖气怯,上闭下胀,气乃不行。不候时至,妄乱用力,逼儿错路,以取前祸。譬如登厕,时候未至,用力何益。急用紫苏饮以宽气。临产腹痛,而不甚痛者,产未至也,切勿使稳婆探候。虽脐腹痛,犹当熟忍,扶挟而行,凭物而立,须候腰腹痛极不已,谷道如挺并,目中火生,胞水已破,尺脉切如绳珠之状,盒饭顺产。若有横逆倒生,皆由先期动手,风入产户,以致肿胀,门户狭小干涩故也。脐带系于命门,儿将育时,两手动荡,使带脱落,然后得出,安得不痛乎? 谚曰“瓜熟蒂落,栗熟自出”,此喻最善。若夏时之盛暑,宜深屋宇,多贮清水,预防血晕不省之患。若值盛寒,多宜闭户,生火向暖,下部宜浓衣覆裹,庶免贻寒血结之患矣。凡临月忽然腹痛,或作或止,或三四日,或数日,胎水下而痛不急者,名曰弄胎,非产也,不必药治。妊娠临产,胞水未破而血先下,此是伤胎。腹不痛者,八物汤与安胎饮治之。若胞水已破,此是欲产,宜服紫苏饮,以生其气血也。妊娠，或足月，忽然腹痛，似欲生产，却又无事，名曰试产，非产也。不问胎水来与不来，但宽心等候时至，服紫苏饮加枳壳理之。临蓐胎水放尽而胎不下，以无忧散加紫苏服之。或胎肥气逆，母瘦血少，亦宜用此方。凡妇有十产之症，子母须臾者为生，收生不可不慎也。月满、腰痛、谷道挺并、浆破、血下，用药攻催，谓之催生。严寒天气，血凝产道，儿不能生，谓之冻产。盛暑时月，热气逼蒸，昏晕如醉，而不能生者，谓之热产。月份不足，谓之半产。有胎即堕，谓之小产。坐草太早，努力过多，儿身倒运不转，先露足者，谓之逆产。先露手者，谓之横产。儿头或注一边者，谓之偏产。若脐带绊住儿肩，谓之凝产。倘子肠先出，名盘肠产。或腹痛时作时止，浆水淋漓，名曰试产。临产坐着一物，抵住儿头，不能生动，谓之坐产。此皆不明生育之理，临产仓皇，致有此等，保产者能不预为讲明乎？

【注解】 ① 坐草：为临产之别名。因古代产妇临产时，或坐于草蓐上分娩，故名。② 临蓐：临产。

【白话文】 当怀孕临产时，一定要稳定情绪，时常起来走走，不可以多睡、过食、过饮、喝酒、吃杂七杂八的药物。马上就要生产的时候，不可以人很多过于喧闹。如果羊水破了，腰很痛，是胎儿马上就要出来了，这时候可以用药物来催生，坐于草蓐上待产。不可以过早服用催产药、过早坐在草蓐上。临产的时候切记不要多喝酒。酒大多是热性的，口鼻出血，大多数会导致产妇死亡，这时候应该马上用二四汤加上行血药、加入童便来治疗。大多数孩子在母亲的肚子中，男孩子负阳背阴，女孩子负阴背阳，头在上脚在下，临产的时候则会逆转而出生。但是也有先产出小儿手或足的患者，是因为母亲忍着痛苦，弯腰睡觉，不肯起身做一些活动，所以导致孩子不能倒转。坐于草蓐上的时间也不能太早，一定要先扶着产妇走走路，才可以免于祸患。如果等到祸及气血，那就危险了！如果生产不利，这些都要怪罪于气血。生产的时候也不能惊吓产妇,会导致产妇惊恐胆怯,上闭下胀,气运行不畅。生产的时间未到,切记不可以乱用力,否则会导致小儿错路,导致祸患。就像上厕所,时候还没有到,用力又有什么用。应该急用紫苏饮宽气。生产的时候,疼痛不厉害那就是时机还没有到,切记不要让稳婆去探候。虽然肚子很痛,但是还是要忍住,搀扶着产妇行走,靠着东西站着,要等到腰腹疼到极致,肛门挺并,双目红赤,羊水破了,尺脉像是绳子上串的珠子,过一会儿孩子就会出来了。如果孩子横着或者倒着,都是由于早期动手,风邪进入了产户,导致肿胀,门户狭小干涩。脐带系于命门,孩子将要出来的时候,两只手摇动,使得脐带脱落,然后才可以出生,这样母亲怎么会不痛呢? 谚语说:"瓜熟蒂落,栗熟自出。"这个比喻很好。如果在夏季盛暑的时候生产,一定要在里面的屋子,并且多放一些凉水,这样可以预防血晕等情况。如果在寒冷的冬天生产,一定要将门窗紧闭,生火取暖,下身要盖上厚厚的衣物,以免受寒而得血结之病。如果临近生产的时候肚子疼,时作时止,或者三四天,或好几天,羊水下但是却不会很痛,这个叫作弄胎,不是生产,不必吃药。产妇临产的时候,羊水没有破血却先下,这是伤胎。肚子不疼痛的,用八物汤和安胎饮治疗。如果羊水已经破了,这就是要生产了,要服用紫苏饮,以生气血。怀孕当足月时,有时忽然腹痛,像是要生产了,但是又没有事,这个叫作试产,不是生产。不需要询问羊水有没有破,只要安心等待,服紫苏饮加上枳壳就可以了。生产的时候羊水流尽了,但是小孩还是不出来,这个时候用无忧散加上紫苏服用。或者胎儿过大,母亲瘦小,也可以运用这个方子。大多数的妇人都有十个生产的征兆,母亲分娩就在片刻之间,接生一定要小心。怀孕足月、腰部疼痛、肛门挺并、羊水破了、血流而下,用药物攻下,这个叫作催生。天气严寒,血液凝结产道,孩子生不下来,这个叫作冻产。盛暑的时候,热气旺盛,使得产妇头昏脑涨,生产不利,这个叫作热产。月份不足的,叫作半产。有了孩子却掉了,这个叫作小产。坐于草蓐上分娩的时间也不可以太早,用力不当,会导致小孩的身体不能倒转,脚先出来,这个叫作逆产。先把手露出来的,这个叫作横产。小孩的头在一边,这个叫作偏产。如果脐带把小儿的肩膀绊住,这个叫作凝产。如果肠子先出来,这个叫作盘肠产。或腹痛时作时止,羊水淋漓,叫作试产。临产坐着一物,正抵住小孩的头,导致胎儿不能移动,这个叫作坐产。这些都是不明白生育的道理,生产的时候惊慌失措所导致的情况,保产的人难道不应该预先给她们讲明白吗?

淋病辨证

【出处】 〔清〕顾靖远《顾松园医镜·淋》。

【原文】 淋者,欲尿而不能出,胀急痛甚,不欲尿而点滴淋沥①。仲淳云:此属肾虚,兼有湿热。丹溪则有五淋之分。气滞不通,脐下闷痛者,为气淋;溺血而痛者,为血淋;溺出如面糊而痛者,为膏淋;溺出如砂石而痛者,为砂淋,此以火灼膀胱,溺阴凝结,煮海为盐之象也;遇劳即小便淋涩而痛者,为劳淋,但宜辨其因心劳、脾劳、肾劳之不同。凡治五淋,总宜壮水滋阴渗湿,分利小便为主。然虚各实异,宜补宜泻临症之顷,所当详审。

【注解】 ① 点滴淋沥:此指排尿次数多而短涩,滴沥不尽。

【白话文】 淋,指想尿的时候却排不出,肚子胀满出现疼痛,不想尿时却点滴淋沥。仲淳认为:这属于肾虚,兼有湿热。丹溪把淋分为五种。气滞不通,脐下闷痛,为气淋;尿血伴疼痛,为血淋;尿出如面糊伴疼痛,为膏淋;尿出如砂石伴疼痛,为砂淋,这些症状都是因为火灼膀胱，尿液浓缩凝结，好比煮海水为盐的道理；劳累后出现小便淋涩伴疼痛，为劳淋，应当辨别心劳、脾劳、肾劳的差别。治疗五淋，总体来说应当壮水滋阴渗湿，分利小便为主。但症情虚实各异，临床遇到病证时到底用补法还是用泻法，应当详细辨证。

论香港脚

【出处】 〔清〕顾靖远《顾松园医镜·香港脚》。

【原文】 香港脚皆由湿热所致。《经》曰：伤于湿者，下先受之。湿郁成热，湿热相搏，其病生矣。然湿有因外而得者，有自内而生者，其致病不同，见症则一。发热恶寒，或亦头痛，状若伤寒，但起于脚胫红肿，筋挛掣痛，举步艰难为异耳。轻者，止于足痛，重者，由足痛入阴器，抵少腹，历胁肋上头。又重者，则香港脚冲心，神昏谵语①，喘急不止，呕吐不休，每多致毙。治宜清热除湿利水为主。盖香港脚之疾壅疾②也，喜通而恶塞，故孙真人云：香港脚病皆由气实而死，终无一人以服药致虚而死。仲淳论治香港脚，忌用补气温燥升提等药，然又不可大泻，及纯用破气之剂。按《金匮》治香港脚上入，少腹不仁，责之寒湿上逆，痹着少腹，用八味丸以壮真阳，逐寒湿。然香港脚之属寒湿者绝少，误投温热，必立致祸，审之慎之。昔人论香港脚之原本于湿，若因外而得者，如涉水骤雨，居处卑湿，足先受之，湿郁为热，故发动为痛；自内而生者，如饮食之湿，酒水瓜果乳酪，有湿有热，先入于胃，上输于脾，脾主四肢，水性就下，故脾流湿热，直入于足。总之香港脚病以肿为湿，痛为热，乃不易之论也。

【注解】 ① 谵语：病中神志不清，胡言乱语。② 壅疾：即足癣，是一种由真菌感染引起的常见癣类皮肤病，古籍称之为臭田螺、田螺疮，俗称脚癣、脚湿气、香港脚、运动员脚等。

【白话文】 香港脚都是因为湿热所致。《黄帝内经》记载：湿邪成疾，下部首先受到侵害。湿郁成热，湿热相搏，则疾病发生。然而湿邪可因外而得，也可从内而生，导致的疾病不同，症状却是一样的。发热恶寒，或伴头痛，样子就像伤寒，但病起于脚胫红肿，筋挛掣痛，举步艰难等都是其特有症状。病情轻的，单单脚痛，重的，可从脚痛入阴部，抵向少腹，过胁肋直冲上头部。还有病重的，香港脚冲心脉，神昏谵语，喘急不止，呕吐不停，大多会导致死亡。治疗当清热除湿利水为主。香港脚的病属于壅疾，喜通畅而恶阻塞，所以孙思邈说过：香港脚病都因气实而死，从来没有一人因为服药导致虚证而死。仲淳论治香港脚，忌用补气温燥升提等药，然而又不可大泻，或单用破气之剂。按《金匮要略》中记载治疗香港脚上入的症状，少腹已经没有知觉，病因为寒湿上逆，痹着少腹，用八味丸以壮真阳，驱逐寒湿。但香港脚之属寒湿的情况很少，如果误投温热之药，必定立刻闯祸，要仔细辨证谨慎用药啊！过去医家认为香港脚的病因在于湿，如从外感而得，如涉水淋雨，住在潮湿的地方，脚先受邪，湿郁为热，所以发病出现疼痛；从内而生的湿邪，如饮食之湿，酒水瓜果乳酪，有湿有热，先入于胃，上输于脾，脾主四肢，水性是从下走的，所以经过脾流出的湿热，直接进入到足。总之，香港脚病肿就是因为湿，痛就是因为热，这个道理是一定的。

佩兰清露

【出处】 〔清〕毛对山《对山医话》。

【原文】 南方卑①湿，民苦湿热。每当春冬，必阴雨连绵，入夏则暑热骤降，地气上蒸，人感之。入秋不病湿温，即患疟痢。盖初感虽微，而湿久则成热，热久又能化湿。昔人言湿热交互，如面入酥，乃言最难分理也。余于夏秋，每患湿病，入冬始愈，故曾有"潦倒微躯夏复秋，病因暑湿最淹流，方书屡检翻滋惑，药性多偏未易投"之句，亦言其淹缠难治耳。芜湖徐绍裘传一方，秋半清晓，于残荷叶上收清露，以鲜佩兰叶浸二日，去叶取露，瓷瓶贮之，封固。明年入夏，晨起服一二茶匙，常食薏苡粥，可除此患，试之果验。

【注解】 ① 卑：地势低下。

【白话文】 南方地势低下潮湿，民众因湿热而苦恼。每逢春季、冬季，一定阴雨连绵，到了夏天则暑热迅速来临，地面湿气蒸发，人们都会感染湿气。到了秋天不是得湿温之病，就是患有疟疾泻痢。大概开始会感觉很轻微，久则湿气化热，热久又能化湿。前人说到湿热交互，就像面和进了酥，最难分辨理清。我在夏秋之季，每次都会得湿病，到冬天才痊愈，所以曾经有"潦倒微躯夏复秋，病因暑湿最淹流，方书屡检翻滋惑，药性多偏未易投"的诗句，也是说这个疾病滞留缠绵难治。芜湖徐绍裘传授一个方子，秋天过半之时，清晨破晓，在残败的荷叶上收集清露，再用鲜佩兰叶浸两天，除去叶子，留取清露，用瓷瓶储藏，密封。第二年进入夏天，早上起床后服用一到二茶匙，并经常食用薏苡仁粥，可以去除这个毛病，我试了之后果然有效。

脾绝心绝

【出处】 〔宋〕方勺《泊宅编》。

【原文】 道士王裕曰："……又有人因惊而心不荫脾，忽仆，不知人，面色黄，是脾绝不治。又有人六脉皆细，面拂拂①红色，是心绝不治。"

【注释】 ① 拂拂：散布貌。

【今译】 道士王裕说："……又有一个人因为受惊导致心不荫脾，忽然仆倒，不省人事，面色发黄，是脾绝的症状，不治之症。又有人六脉都很细，满面发红，这是心绝的症状，不治之症。"

七情相胜

【出处】 〔清〕陆以湉《冷庐医话·七情》。

【原文】 州监军病悲思，郝允告其子曰：法当得悸即愈。时通守李宋卿御史严甚，监军向所惮也。允与子请于宋卿，一造问，责其过失，监军惶怖出，疾乃已，此恐胜忧。鹿邑李大谏，世为农家，获售①于乡，父以喜故，失声大笑。及举进士，其笑弥甚，历十年，擢谏垣②，遂成痼疾，宵旦不休。太医院某，令家人绐其父曰：大谏已殁。其父恸绝几殒，如是者十日，病渐瘳③，此悲胜喜也。盖医者，意也，苟得其意，不必泥其法。

【注解】 ① 获售：特指科举考试得中。② 谏垣：谏官官署，即专职进谏官吏的办公场所。③ 瘳：痊愈。

【白话文】 州监军因为过度悲伤忧思而生病，郝允告诉他的儿子说："让他受到惊吓病就能治愈了。"那时通守李宋卿御史十分的严苛，监军向来十分忌惮他。郝允和监军儿子请来宋卿，他来到州上询问责备监军的过失，监军惊慌地出来迎接，疾病随即痊愈，这就是用惊吓的方法治疗因忧思而生的病。鹿邑的李大谏，家里世代为农，中了科举后，父亲因为太高兴，失声大笑。等到他中了进士，父亲的笑病更加严重，过了十年他升到了谏官，父亲的病成了顽疾，日夜不休。太医院的医生让家人告诉他父亲："大谏已经死了。"他的父亲悲痛欲绝，这样过了十天，病也渐渐好了，这就是用悲伤来治疗因过度喜悦而造成的疾病。医生是要得其精髓的，如果掌握了精髓，就不必拘泥于方法。

巧治乳儿

【出处】〔清〕李冠仙《知医必辨·杂论》。

【原文】 韦廷璋次子，甫①生八月，偶因外感发热不退，某医肆用发散，不许吃乳以及米饮，延②至多日，看看待毙，乃回绝不治。适予至伊芳家有事，廷璋各予求救。予以手指探其口，尚裹予指，知将饿死，乃伪曰我有妙方，能救此儿，但先须吃乳。其家谓已将断气，

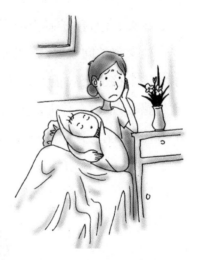

何能吃乳？予断以必能吃乳，但须其母上床以乳就之耳！其母依言，以乳就之，果然能吃，且吃不少，乳后安睡。予告以今夜且不必服药，明早我来进药可也。次早往视，儿夜间吃乳不少，且得安眠，似已全愈。伊芳家问药，笑应之曰：予有何药，仍吃乳耳！此儿有病多日，过服发散、消导，有何外感？有何停滞？又不许吃乳，直饿死

耳！而不死者,殆与我前世有缘也。其家感激,强将其子寄我名下,予亦听之。

【注解】 ① 甫:刚刚,才。② 延:推迟。

【白话文】 韦廷璋的第二个儿子,才出生八个月,偶然因为感受外邪发热不退,有个医生肆意用了发散方,并不许吃母乳和米汤,持续了很多天,眼看快要死了,那个医生便拒绝治疗了。正好我到他家有事,廷璋向我求救。我用手指放在小孩子嘴边,小孩子尚且能够含着我的手指,我知道他是饿得要死了。于是我谎称有妙方,能够救活这孩子,但得先吃母乳。他家长说已经要断气了,还怎么能吃呢?我断定孩子肯定能吃,只需要他母亲哺乳他就好了。他母亲听我的话,喂他吃乳,果然可以吃,而且吃了不少,吃完后便熟睡了。我告诉他家长说今晚暂且不需要服药,明早我来给他吃药就好了。第二天早上我去看他,孩子晚上吃了不少乳,而且可以睡熟,貌似已经痊愈了。他家家长问我要药,我笑着回答:"我哪有什么药,继续哺乳就好了!这个孩子有病很多天了,过度服用了发散、消导的药物,已经没有外感了,也没有停滞了。又不允许吃乳,只等着饿死了。而现在他没有死,可能与我前世有缘吧。"他父母很感激我,一定要让他给我做义子,我也就同意了。

热痢忌补

【出处】 〔清〕李冠仙《知医必辨·论倪涵初先生疟痢三方》。

【原文】 予近见治疟死者尚少,而治痢死者独多。询其致死之由,大抵由于温补也。吾乡有大富户,得血痢症,其为热症无疑,此三黄汤或加生地黄汤①症。乃医者泥于景岳专事温补,其家人参甚多,于是人参、附子屡进不休,不过九日,直至肠胃腐烂,所下如烂鱼肠而死。温补之害为何如,能不以为大忌哉!

【注解】 ① 三黄汤、生地黄汤:为清热的方剂。

【白话文】 我近来看到治疗疟疾而死亡的还很少,但是治疗痢疾而死亡的很多。询问导致死亡的原因,大部分都是因为温补。我的家乡有一个有钱人,得了血痢症,毫无疑问这是热症,应该用三黄汤或者生地黄汤。但医生拘泥于张景岳,一味温补,他家人参很多,于是多次服用人参、附子,只不过九天,就导致肠胃腐烂,便下如烂鱼肠样物质而死。温补的危害就像这样,能不引以为戒吗?

热治痈疽

【出处】 〔宋〕洪迈《容斋四笔》。

【原文】 时康祖病心痔二十年,用《圣惠方》治腰痛者鹿茸、附子服之,月余而愈,《夷坚己志》书其事。予每与医言,辄云:“痈疽①之发,蕴热之极也,乌有翻使热药之理?”福州医郭晋卿云:“脉陷则害漏,陷者冷也,若气血温暖,则漏自止,正用得茸、附。”按《内经素问·生气通天论》曰:“陷脉为瘘,留连肉腠。”注云:“陷脉谓寒气陷缺其脉也,积寒留舍,经血稽凝,久瘀内攻,结于肉理,故发为疮瘘,肉腠相连。”此说可谓明白,故复记于此,庶几或有助于疡医云。

【注解】 ① 痈疽:发生于体表、四肢、内脏的急性化脓性疾患,是一种毒疮。痈发于肌肉,红肿高大,多属于阳证;疽发于骨之上,平塌色暗,多属于阴证。痈疽症见局部肿胀、焮热、疼痛及成脓等。

【白话文】 当时康祖患心痔病有二十年了，使用《太平圣惠方》中治腰痛的鹿茸、附子，连续服用一个多月后就痊愈了，《夷坚己志》中曾记述这件事。我每次跟医生聊起这件事，都跟他们说："恶性脓疮病的发作，是人体内蕴热达到了极点，怎么还会有使用热药治疗的道理呢？"福州一位叫郭晋卿的医生说："脉陷就会患漏病，陷就是冷的意思，如果一个人的气血温暖流通，那漏病就不会出现，这正好得使用热药鹿茸和附子。"按《素问·生气通天论》中论述说："陷脉为痿，留连肉腠。"（王冰）注释说："陷脉是寒气陷缺其脉，久而久之，寒气聚积，经脉血液停滞不通，日子长了，就在体内淤积，结在肌肉和皮肤中，因而形成溃烂病变，分泌物由瘘管向外流出，使得肌肉和皮肤相通。"此说可谓是清楚明白，故又记在此处，或许有助于疡医对溃疡病的医治。

人参鉴真

【出处】 〔宋〕苏颂《图经本草·草部上品》。

【原文】 相传欲①试上党②人参者，当使二人同走，一与人参含之，一不与。度③走三五里许，其不含人参者必大喘，含者气息自如者，其人参乃真也。

【注解】 ① 欲：想要。② 上党：山西地区。③ 度：大约。

【白话文】 相传想要鉴别上党所产人参的方法，是让两个人同时行走，其中一人含着人参，另外一人不含人参。大约走了三五里，那个不含人参的人一定大口喘气，含服人参的人气息自如，这人参就是真正的上党人参。

妊娠诸脉

【出处】 〔清〕顾靖远《顾松园医镜·胎前》。

【原文】 妇人手少阴动甚者妊子。（心脉流利滑动，则血旺而能胎，非数如豆粒之动也）阴搏阳别①，谓之有子。（心主血，肾主子宫。言少阴二脉搏手，与阳邪有别，以其流利滑动，而有和调之象也）三部脉浮沉正等，无他病，而不月者孕也。尺大而旺亦然。经断，病多，六脉不病，亦为有妊。体弱之妇，脉虽微细，尺脉按之不绝，便是有妊。（以其体弱，脉故难显）尺脉虽小，按之滑者，妊也。（尺为肾之外候，乃生人之根蒂。冲、任二脉，皆起于胞中，为生化之地，故血盛而脉形如水，气聚而脉象如珠，其状皆往来流利，动滑脉之体也）左疾为男，右疾为女。（疾即数也）妇人有身，经断其脉弦者，后必大下，不成胎也。（弦为肝木太过，肝主疏泄不能藏血也）妊娠七八月，脉实牢强大者吉，沉细者难产而死。妇人欲生，其脉离经，夜半觉，日中则生也。（离经者，离于经常之脉。盖胎动于中，脉乱于外，势所必至也）

【注解】 ① 阴搏阳别：脉象的一种。阴指尺脉，阳指寸脉，是指尺脉滑利搏手，寸脉平和有别于尺。妊娠脉象。

【白话文】 妇女手少阴经非常活跃提示她怀孕了。（心脉流利滑动，则血气旺盛才能怀胎，而非单单像豆粒滑动似的数脉）妇女脉象阴搏阳别提示怀孕。（心主血，肾主子宫。手、足少阴二脉搏手，与阳邪的脉象是有差别的，因为它流利滑动，而表现为和调之象）妇女三部脉浮沉相同，无其他病，月经也不来，提示怀孕了。尺脉大而旺也是这个道理。如果月经停了，即使有其他病，只要不是六经之病，也提示怀孕。体弱的妇女，脉虽微细，尺脉按之不绝，就是有孕了。（因为体弱，脉象难显）尺脉虽小，如果是滑脉，则提示怀孕。（尺脉是从外面把握肾脏表现的地方，是人生的根本所在。冲脉和任脉，都发起于胞宫中，是促进人生长变化的地方，因此血液充盛时，脉形如水，气足而脉象如珠，两者在脉象的表现都是往来流利，这就是所说的动滑脉）左手脉快为男，右手脉快为女。（是数脉的意思）妇女怀孕时，月经断而脉弦，往后必然有大出血，胎儿就保不住了。（弦脉是因为肝木太过，肝主疏泄，太过则不能藏血也）妊娠七八个月，脉实牢且强大表明胎儿健康，脉沉细则表明难产或死胎。产妇快要分娩时，其脉离经，如果在半夜察觉，到中午就要生了。（所谓离经，指脱离于平常位置的脉。因为胎动于中，表现为脉乱于外，那势必要分娩了）

三虚为病

【出处】〔清〕王士雄《温热经纬》。

【原文】　罗谦甫云：总帅相公年近七旬，南征过扬州，俘虏万余口，内选美色室女①近笄②者四，置于左右。余曰：新虏之人，其惊忧之气蓄于内，加以饮食失节，多致疾病，近之则邪气传染，为害最大，况年高气弱，尤宜慎也。总帅不听。至腊月班师，大雪，新虏人冻馁，皆病头疼咳嗽，自利腹痛，多致死亡。正月至汴，相公因赴贺宴，痛饮数次，遂病。脉沉细而弦，三四动一止，见证与新虏人无异，三日而卒。《内经》云：乘年之虚，遇月之空，失时之和。因而感邪，其气至骨，可不畏哉！

【注解】　①室女：未出嫁的女子。②笄：古代特指女子十五岁可以盘发插笄的年龄，即成年。

【白话文】 罗谦甫说：总帅相公年近七十，向南征伐，经过扬州时，俘虏了近万余人，从中选了四个未嫁的年轻漂亮女子，安置在身边。我提醒总帅说：新房来的人，体内气机受到惊扰，加上饮食失于调摄，大多容易患病，太亲近会导致邪气传染，对身体危害很大，况且总帅年纪大了，体质变弱，更应该谨慎。总帅不听。到腊月军队班师回来时，天降大雪，新房来的人受冻挨饿，都头疼咳嗽，下利腹痛，大多病死了。正月回到汴京，相公因为赴宴庆功，开怀痛饮了几次，就生病了。脉象沉细而弦，每搏动三四次就有一次停止，症状表现与新房来的人没有什么不同，三日就死了。《黄帝内经》有"乘年之虚，遇月之空，失时之和"三虚的说法，因而感受邪气，其邪可深入骨髓，怎能不畏惧啊！

参药之弊

【出处】 〔清〕李冠仙《知医必辨·杂论》。

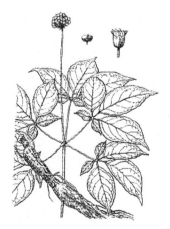

【原文】 予至亲丁吴氏，肺热音哑，某医顺病患之意，人参服之数两，而更无音。乃延予诊，嘱以停参，进泻白散数服而愈。又予至友吴在郊翁，肝火上升，头晕、出汗，其家皆以为虚，某医亦以为虚，逐日服参，而汗、晕更甚。遂延①予诊，欲代平肝，本人深信，而旁言哓哓②，以为如此温补，汗尚不止，况停参服阴药耶？予辨以服参多日，毫未见效，且觉病进，犹不更法，必欲以参治死老翁耶！

予曾代伊芳家排难解纷,素知感激,故能如此争论。而其子以为知医,最喜用参,某医附和之,究不信予之言。幸老翁深信不疑,自愿服予之方。予总以平肝养血为主,调理一月而愈,然则③服参何益耶?

【注解】 ① 延:请。② 晓晓:指争论不休的声音。③ 然则:表示"既然……,那么……"

【白话文】 我的至亲丁吴氏,因肺热而导致声音嘶哑,有位医生顺从患者的意思,让她服用了几两人参,导致更加发不出声音了。于是请我诊治,我嘱咐她停止吃人参,服用几剂泻白散而痊愈。我的至友吴在郊,肝火上升,头晕、出汗,他的家人都认为是虚证,医生也认为是虚证,每天服用人参,出汗、头晕更加严重。于是请我来诊治,我想要平抑肝火,他本人深深相信我的治法,但旁人争论不休,认为用了这么多温补的药,出汗尚且没有被止住,更何况停止服用人参开始服用阴药呢?我解释道因为服用人参这么多天了,丝毫未见效,而且病情日渐严重,如果还不更改方法,一定是想用人参治死他呀!我曾经替他家排难解纷,他家一直很感激我,所以我能如此争论。而他的儿子认为自己懂医术,最喜欢用人参,那个医生也附和,终究不相信我的话。所幸老人对我的话深信不疑,自己愿意服用我的方子。我以平肝养血为主,调理一个月后他就痊愈了,既然这样,那么服用人参有什么好处呢?

审诊阴阳

【出处】 〔汉〕华佗《华佗神方·中热》。

【原文】 齐王侍医遂(名也),中热,论曰:"中热不溲①者,不可服五石(石性重腻,服之增闷),石之为药精悍,公服之不得数溲(便闭也),亟勿服。色将发病。"遂曰:"扁鹊曰:'阴石以治阴病,阳石以治阳病也。'夫药石者有阴阳水火之剂,故中热,即为阴石柔齐治之;中寒,即为阳石刚齐治之。"意谓:"扁鹊虽言若是,然必审诊起度量,立规矩,称权衡,合色脉表里有余不足,顺逆之法,参其人动静与息相应,乃可以论。"论曰:"阳疾处内,阴形应外者,不加悍药及镵石。"诊法曰:"二阴应外,一阳接内者,不可以刚药。刚药入则动阳,阴病益衰,阳邪益着,邪气流行为重困,于愈忿发为疽。"意告之后,百余日,果为疽,发乳上,入缺盆,死。此请用药石者鉴。(樊阿注)

【注解】 ① 溲:小便。

【白话文】 齐王的侍医遂(遂是名字),患热病。经书上说:"患热病不能小便的,不可以服用五石散(石药药性强烈滋味厚腻,服用的话会更严重),石药药性精悍,你服用的话会不能小便(小便闭),赶紧不要服用了。看你的脸色,要生疮肿。"遂说:"扁鹊曾经说过'阴性的石药可以治疗阴虚有热的病,阳性的石药可以治疗阳虚有寒的病。'使用石药的方剂有阴阳寒热的分别,所以患阴虚有热的疾病,可以用阴性的石药柔缓的方剂治疗;患阳虚有寒的疾病,可以用阳性的石药猛烈的方剂医治。"淳于意说:"扁鹊虽然是这样说的,但是一定要仔细辨证,订立规矩,斟酌权衡,参照色脉、表里、盛衰、顺逆的原则,根据患者的举动与呼吸是否协调,才可以确定治法。"经书上又说:"体内有阳热病,体表反映阴冷症状的,不能用峻猛的药和砭石医治。"诊法上说:"体表见少阴病,体内实为少阳病,不可以使用刚烈的药物。刚烈的药物进入身体就会使得阳气浮动,阴虚有寒的病会越来越衰竭,阳邪更加深重,邪气的流行更加困重,更容易发为疽。"淳于意告之他后,一百多天后果然疽发在乳上,蔓延到锁骨上窝后,就死了。这请使用药石的人引以为鉴。(樊阿注释)

圣散子方

【出处】 〔清〕王士雄《温热经纬》。

【原文】 王宇泰谓圣散子方，因东坡先生作序，由是天下神之。宋末辛未年，永嘉瘟疫，服此方被害者，不可胜纪。余阅《石林避暑录话》云：宣和间，此药盛行于京师，太学生信之尤笃，杀人无算，医顿废之。昔坡翁谪居①黄州时，其地濒江，多卑湿，而黄之居人所感者，或因中湿而病，或因雨水浸淫而得，所以服之多效，以是通行于世，遗祸无穷也。弘治癸丑年，吴中疫疠大作，吴邑令②孙磐，令医人修合圣散子，遍施街衢③，并以其方刊行，病者服之，十无一生，率皆狂躁昏瞀而死。噫！孙公之意，本以活人，殊不知圣散子方中有附子、良姜、吴萸、豆蔻、麻黄、藿香等药，皆性味温燥，反助热邪，不死何待？苟不辨证而一概施治，杀人利于刀剑。有能广此说以告人，亦仁者之一端也。余谓疫疠多属热邪，如老君神明散、务成萤火丸、仓公辟瘟丹、子建杀鬼丸，皆为禁剂。设好仁不好学，轻以传人，其祸可胜道哉！汪按：曰辨证，曰好学，皆宜着眼。

【注解】 ① 谪居：谓古代官吏被贬官降职到边远外地居住。② 邑令：县令。③ 街衢：通衢大道。

【白话文】 王宇泰说圣散子方，由于东坡先生为之作序，所以天下人都认为它是神方。宋代末期辛未年，永嘉流行瘟疫，服用此方被害的人，不可胜数。我看到《石林避暑录话》中记载：宣和年间，此药盛行于京城，太医院的学生尤其信奉此方，害人不计其数，医界立刻废除此药。以前苏东坡被贬至黄州时，那个地方濒临江边，大多地势低下潮湿，而在黄州居住的人感染疾病，有的是因为感受湿邪而患病，有的是因为雨水浸淫而得，所以服用圣散子方大多有效，因此通行于世，所带来的祸患也无穷。弘治癸丑年，吴中地区疫疠大起，吴中县令孙磐，命令学医的人采制圣散子，遍施通衢大道，并把它的方药刊行，患病的人服用以后，十人之中无一生还，大多数都是狂躁昏瞀而死。唉！孙公的本意，是用来救人，然而不知道圣散子方中有附子、高良姜、吴茱萸、豆蔻、麻黄、藿香等药，都是性味温燥，反而助长热邪，能不死吗？如果不辨证而一概施治，杀人比刀剑还要锋利。如果有人能够把这一说法告诉众人，也是一种仁义啊。我认为疫疠多属热邪，如老君神明散、务成萤火丸、仓公辟瘟丹、子建杀鬼丸，都是禁剂。假若只有仁义之德而没有好的医术，轻易将此方传人，这祸害哪能说得清呢！汪石山说：辨证论治和好学，两者都是应该考虑的。

失说物望

【出处】〔清〕沈源《奇症汇》。

【原文】夏子益《奇疾方》云：有人病卧床，四肢不能动，只进得食，好大言说吃物，谓之"失说物望病"。治法：如说食猪肉时，便云你吃猪肉一顿，病者闻之即喜。遂置肉令病患见，临要却不与食，此乃失说物望也。当自睡中涎出便愈。

〔源按〕此症为阳盛于内，故好大言，而善说吃物。且阳盛则气壅，气壅则脉络不利，故四肢不能举动。治法：说所食之物，而即许食之，使病患心喜，即《经》所谓"喜则气散"。然置物令见而却不与食者，所谓"食入于阴，长气于阳"①，故但使其望见彼见所喜之物，而不得食，故便能使口中涎出。盖涎即痰也，痰即火，火即气，同物而异名。涎出则气自衰，而病自愈也。

【注解】 ① 食入于阴，长气于阳：张介宾注："五味入口而化于脾，食入于阴也；食入于胃以养五脏气，长气于阳也。"

【白话文】 夏子益《奇疾方》记载：有人卧病在床，四肢不能动，只能进食，总是喜欢大叫着要吃东西，叫作"失说物望病"。治法：如果说想吃猪肉时，就说："给你吃顿猪肉"，患者听了就会很高兴。于是把肉摆上来让患者看见，患者要吃却不给，这就是"失说物望"。睡觉的时候口水流出就痊愈了。

〔源按〕这种病是阳盛于内，所以喜欢大叫，并说想吃的东西。而且阳盛则气壅，气壅则脉络不利，所以四肢不能动。治法：说他所想吃的食物，并答应给他吃，让患者高兴，这就是《黄帝内经》所说"喜则气散"。然而摆好食物却只许看不许吃，就是所谓的"食入于阴，长气于阳"，所以只让他看着自己喜欢的食物，却吃不到，如此就能使口水流出。大概口水就是痰，痰就是火，火属于气，相同的内涵不同的名称。口水流出气自然衰减，那么病自然就好了。

湿气生蛔

【出处】 〔清〕张志聪《侣山堂类辩》。

【原文】 余于南轩临窗注书，十有余岁矣。自晨至暮，未尝离此。窗前阶砌虽小，而甚清洁，每于夏月大风雨后，即有蜒蚰①如拇指大者，蜗牛如田螺者，生长极易，此感天地之风湿而生，所谓四生中之湿生②也。人秉天地之五行六气而生，身中亦具此六气。如伤寒病在厥阴,感厥阴之风气,而蛔生于中土。盖亦因风湿所生,一时即能长大,亦如蛐、蜗之易生易大者也。又常闻人之脏腑,与猪相似。余因见剖猪处,稍住足观之,偶见一猪小肠内,有蛔虫长尺许,盘旋于内,与人之蛔虫无异。要知人病蛔厥③作痛,或常吐蛔、便蛔,多因脾胃湿热而生。无病之人,未常有蛔也。俗人相沿云:胃中有蛔,故能消食。谬矣!

忆甲子岁暮,以事往来横山大岭间,道中憩一农家。农家方解豕,析其前蹄,有清水流出,约二升许。异而询之,农家子曰:此豕自幺时即患足弱不能行立,恒卧而食。此其病之所由来也。予因是悟人之病手足不良,而不任持行者,盖因水湿之气留滞其中者,亦如此矣。兹阅隐庵所记,因猪肠之蛔,而知无病之人未尝有蛔,其事固可类观也。谷雨后三日庚子,校勘已毕,重阅此条,因笔附记于后。

【注解】 ① 蜓蛐:即蛞蝓。② 湿生:佛教语。众生形成的四种形态之一,从湿气才能生出。③ 蛔厥:因蛔虫感染而引起急性腹痛和四肢厥冷的病证。症见腹部绞痛,四肢发凉,痛甚则汗出,或吐涎沫,或吐蛔虫,时发时止,或伴有寒热,胃肠功能紊乱等。类于胆道蛔虫或蛔虫性肠梗阻病。

【白话文】 我在十几岁的时候坐在南边小屋的窗口看书。从早到晚,从未离开这个地方。窗户前的台阶虽然小,却十分干净,每次夏季大风雨后,就有像拇指大小的蛞蝓,像田螺的蜗牛,很容易生长,这是感受天地的风湿之气而生出来的,就是四生中所说的湿生。人依靠天地的五行六气而生,身体中也具有这六气。比如伤寒病在厥阴,感受厥阴的风气,而蛔虫生于脾胃之中。也是因为风湿所生,所以很快就能长大,就像蛞蝓、蜗牛容易生长容易变大。我经常听说人的脏腑,与猪的相似。因此我看到杀猪的地方,会稍微停下脚步观看,偶然看见一段猪小肠里面,有长尺许的蛔虫,盘旋于内,跟人的蛔虫没什么区别。要知道人得了蛔厥病会痛，也可能会吐蛔、便蛔，大多是因为脾胃湿热而生的。没有病的人，一般不会有蛔虫。庸俗的人相互讹传：胃里有蛔虫，所以才能消化食物。这是错误的！

回忆甲子年末，我因为有事去大山里头，中途在一户农家休息。农家刚好在宰小猪，剖开小猪的前蹄，有清水流出，大概二升这样。我觉得奇怪就询问，农家的儿子说："这只小猪从小就蹄上有病，不能行走站立，一直躺着吃东西。"这是它的病因。我于是想到人由于手足不良，不能任意行走，都是因为水湿之气留滞在手足里，也是像这样。因为看了隐庵的记载，因为猪肠里的蛔虫，知道无病的人不曾有蛔虫，这件事也可以这么类比。谷雨后三天的庚子日，校勘已经完成，重新看到这条内容，因此用笔附记在后面。

食疗治病

【出处】〔清〕赵晴初《存存斋医话稿》。

【原文】 吴渭泉治大便燥结，粪后便血。用生豆腐浆七分，荸荠汁三分，约共一茶碗。将豆腐浆熬滚，和冰糖少许，冲荸荠汁，空心温服①。盖荸荠甘寒而滑，开胃消食，除热止血。豆浆乃清热散血，下大肠浊气。又《鸡鸣录》治女人带下属湿盛者，松石猪肚丸每早淡豆腐浆送服三钱。又仁和何惠川辑《文堂集验方》治痰火年久不愈者，用饴糖二两，豆腐浆一碗，

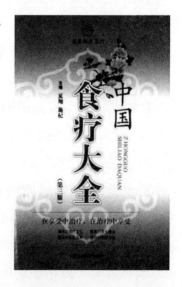

煮化多服即愈。又鸡蛋豆腐浆冲服，久则自效。盖鸡蛋能去喉中之风也。余治一幼童喉风证，与清轻甘凉法，稍加辛药，时止时发。后有人教服鸡蛋，顶上针一孔，每日生吞一枚，不及十枚，病愈不复发。此鸡蛋能去喉风之一征。

【注解】 ① 空心温服：空腹温服。

【白话文】 吴渭泉治疗大便干结，大便后肛门出血。他用七份生豆腐浆和三份的荸荠汁，大约为一茶碗的量。将豆腐浆熬至滚沸，和着少许冰糖冲入荸荠汁，空腹温服。荸荠性寒味甘而滑，有开胃消食，除热止血的功效。豆浆能清热散血，下大肠之浊气。《鸡鸣录》里记载治疗湿盛的女性带下病，用松石猪肚丸，并每天早上用淡豆腐浆送服三钱。还有仁和的何惠川编辑的《文堂集验方》里记载治疗长期不愈的痰火之法，用二两饴糖，一碗豆腐浆，煮化后分多次服用就可以痊愈了。也有说鸡蛋豆腐浆冲服，长期服用能够见效。是因为鸡蛋可以祛除喉中之风。我治疗一个幼童喉风证，用清轻甘凉之法再加一点辛味药物治疗，结果时好时坏。后来有人指导让他服用生鸡蛋，在鸡蛋顶上扎一小孔，每天生吞一枚鸡蛋，不到十枚，病就痊愈不再复发了。这就是鸡蛋能治疗喉风的一个案例。

水火既济

【出处】 〔明〕江瓘《名医类案·瘟疫》。

【原文】 成化二十一年，新野疫疠大作，死者无虚日。邻人樊滋夫妇，卧床数日矣。余自学来，闻其家人如杀羊声，不暇去衣巾，急往视之。见数人用棉被覆其妇，床下致火一盆，令出汗，其妇面赤声哑，几绝。余叱曰：急放手，不然死矣。众犹不从，乃强捵去被，其妇跃起，倚壁坐，口不能言。问曰：饮凉水否？颔之。与水一碗，一饮而尽。始能言，又索水，仍与之。饮毕，汗出如洗，明日愈。或问其故，曰：彼发热数日，且不饮食，肠中枯涸矣，以火蒸之，速死而已，何得有汗？今因其热极，投之以水，所谓水火既济①也，得无汗乎？观以火燃枯鼎，虽赤而气不升，注之以水，则气自来矣。遇此等症者，不可不知。

【注解】 ① 水火既济：中医学中的"水火既济"，旨在用五行学说中水与火相生相克关系，来比喻心火与肾水、肾阴与肾阳的相互关系。由于心火与肾水、肾阴与肾阳相互协调，维持生理功能的相对平衡，因而就被称为"水火既济"。

【白话文】 成化二十一年，新野发生大规模的传染病，每天都有很多人死亡。邻居樊滋夫妇已经卧床好多天了。我从私塾里回来，听到他家传来了杀羊般的吼叫声，来不及脱去头巾，赶快去看。就见几个人用棉被裹紧樊氏妇人，床下还有一个火盆，想让她出汗，妇人脸红声音嘶哑，处于垂死边缘。我怒斥道：快放手，不然就会弄死她的。大家还不听从我的话，我就强行捵去了被子，妇人立马坐起来，靠着墙，不能说话。问她：要不要喝凉水？她点头。给了一碗水，她一饮而尽。才开始恢复说话，又要水，再给她。喝完，出汗如同刚洗过澡一般，过两天她就痊愈了。有人问其中的原因，我回答道：她已经发热好多天了，而且没有吃过东西喝过水，肠胃中津液已经枯竭，再用火蒸腾使其出汗，这只能加速让她死亡，怎么会让她出汗呢？如今因为她已经热到极致，给她水，这就是所谓的水火既济，怎么会不出汗？就像那用火烧空鼎，鼎已经烧红了，但是没有水汽蒸腾，往里面注水，水汽自然就出来了。碰到这样的情况，不能不知道这个道理。

胎前调治

【**出处**】〔清〕顾靖远《顾松园医镜·胎前》。

【**原文**】 胎前有三禁，禁汗、下、利小便。仲淳云：安胎大法，宜补脾胃（参、术、扁豆）、壮腰肾（杜仲、续断）、滋阴（生地，二冬）、养血（杞、芍、枣仁）、顺气（橘红、砂仁），总宜清热（芩、连、骨皮、银花）为

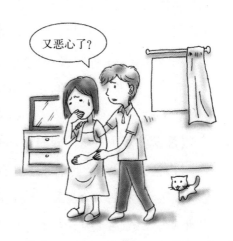

又恶心了？

主，忌破气破血、升散辛热燥剂。然胎前诸症不一，有谓之恶阻者，由胃气虚弱，恶心而妨阻饮食也。有谓之子烦者，缘心肺有热，烦闷而胸膈不安也。有胎动上冲，以致心腹胀满作痛者，谓之子乡，悬责之气逆所致。两足浮大，甚至面目肢体俱肿者，谓之子肿，责之脾虚所致（土不制水）。有小便涩痛淋沥者，谓之子淋，责之下焦虚热。有小便不通，或因胎满压胞所致者，则直升举之，或别有所因者，随症治之。有遗尿不禁，或为频数，此属肝火血热。亦有因阴虚火旺，亦有因胎压尿胞所致之不同。有怀胎而点滴下血者，或月月若行经者，或猝然大下者，皆由阴虚不足以济火，气虚不足以固血所致。亦有因脾虚不能统血，有因肝火血热妄行者，若血漏尽则毙。常见漏胎之生儿，多不育，以无血荫胎故也。有频惯堕胎者，因血气虚损，不能荣养胎元而然。立斋云：堕胎因内热而虚者为多，宜常服安胎饮。凡娠妇腰痛，多致堕胎，不可不知。有娠妇忽然失音，不能言语者，即《经》所

云:人有重身①,九月而喑,此胞之络脉绝也。胞脉者,系于肾少阴之脉,贯肾系舌本,故不能言,不必治也,当十月复。谓既产而胞络通,则能言矣。至若难产之故,多由内热灼其胞液,以致临产之际干涩而难。或脾胃虚弱,不能运化精微,而令胞液不足,亦致难产。宜于七八月间常服补气滋阴、养血清热、疏滞之剂,如安胎饮、达生散之类,加减用之。若中年之妇,生育太多,气血虚弱者,尤宜预服。或有因孕妇形盛气实,身居安逸,口厌肥甘,致胞胎肥浓,根蒂坚牢,亦令难产。宜预服瘦胎丸饮。胎前调治之大纲如此,然胎产自有专科,所当合参则备。

【注解】 ① 重身:即妇女怀孕。

【白话文】 怀孕时有三禁,禁汗、禁下、禁利小便。缪仲淳认为:安胎大法,宜补脾胃(人参、白术、白扁豆)、壮腰肾(杜仲、续断)、滋阴(生地黄、天冬、麦冬)、养血(枸杞子、芍药、酸枣仁)、顺气(橘红、砂仁),总体应当清热(黄芩、黄连、地骨皮、金银花)为主,切忌使用破气破血、升散辛热燥剂。怀孕时有许多病证,如恶阻,因胃气虚弱,导致恶心而妨碍饮食。子烦,因心肺有热,烦闷而导致胸胁部不舒服。有胎动上冲,以致心腹胀满作痛的,称为子乡,因为停滞之气上逆所致。两足浮肿,甚至面目肢体都肿的,叫作子肿,因为脾虚所致(土不能抑制水)。小便涩痛淋沥叫作子淋,原因是下焦虚热。因胎满压胞导致小便不通的,用直接升举之法,如果有其他病因的,当随症治疗。遗尿不止,小便频数,属肝火血热。也有因阴虚火旺,或者因胎压尿胞所致等诸多原因。怀胎而点滴流血,每月一次像月经一样,或者突然大出血的情况,都是因为阴虚不足以济火,气虚不足以固血所致。也有因脾虚不能统血,有因肝火血热妄行的,如果让血流尽了孩子就死了。经常见到漏胎生下的孩子,大多没发育好,是因为无血荫胎的缘故。有习惯性堕胎的,是因为血气虚损,不能荣养胎元。薛立斋认为：堕胎因内热而虚的情况多见，应当经常服用安胎饮。凡是孕妇觉得腰痛，大多表明可能要流产，不可不知。有孕妇忽然失音，不能说话，即《黄帝内经》所说的"妇女怀孕，九个月失音，是胞之络脉枯绝了"。胞脉，接连肾少阴之脉，贯肾连舌根，胞脉枯绝了，所以不能言语，不用治疗，十个月后就会恢复。其实分娩后胞络通畅了，就能说话了。说到难产的原因，多由内热灼伤胞液，以致临产的时候干涩而难产。或是脾胃虚弱，不能运化精微，而令胞液不足，也可导致难产。如此就应当在七八个月时常服补气滋阴、养血清热、疏滞之剂，如安胎饮、达生散之类，加减运用。如果是中年产妇，生育太多，气血虚弱者，尤其应该提前服用。有一类孕妇形盛气实，生活安逸，口厌肥甘，胞胎肥浓，根蒂坚牢，也会令她难产。应当预先服用瘦胎丸饮。胎前调治的大纲就是这些，但胎产是有自己的专科技术的，应当一起作为参考才有备无患。

调经诸法

【出处】〔清〕顾靖远《顾松园医镜·调经》。

【原文】调经乃治女病之首重。盖女子以血为主。一月一行，谓之月经。经者常也，如月之盈亏有常期也，若或前或后，或乍前乍后，或闭或通，此皆失其常候，不可不用药以调之。调之之法，昔人专以理气补养心脾为主。以脾为生化之源，心统诸经之血，若心脾

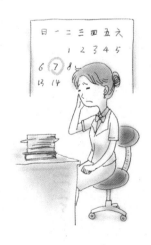

和平，则经候自调。然推其不调之因，亦复不一，须审其为热则寒之，虚则补之，滞者行之，留者攻之，滑者固之，陷者举之，随症施治，自无不效。丹溪云：先期而至者热血也，其色鲜红，若紫黑者，为热之甚；成片成块者，虽云气之滞，亦热极所致。治宜凉血清热而补肝肾。然有因恚怒①伤肝，肝火盛而沸血妄行先期者，有因郁结伤脾，郁火发而逼血妄行先期者，有因思虑伤心，虚火动而致血错行先期者，各随其所因以施治。后期而至者，血虚也，其色淡红；若淡白者，为虚之甚。亦有因恚怒伤肝，因郁结伤脾，致血少后期，甚至经闭者，有因肥人湿痰壅滞，而经水后期，或致行不省，或补血，或消痰，随症治之。至若经期乍前乍后，不一其症，气乱悉从虚治。经闭不行，宜分虚实。无有他病，而经闭不行者，乃属阴虚，血少火盛，不可以毒药通经。有病虚劳而经闭不行者，因肾水不足，相火妄动，煎熬真阴，熏蒸血海，血日以枯，俗谓干血劳是也。有因情欲伤心，劳倦伤脾，以致病及于胃，失生化精血之源，而经闭不行者，此即经所谓二阳（胃与大肠）之病发心脾，在女子则为不月者是也。有因心事不遂，致心血亏少，乏血归肝，而经闭不行者，此皆属虚之所致。其有因血瘀内积而闭者，有因恚怒郁结，气滞血凝而闭者，有因经水适来，形寒饮冷，血凝而闭者，此皆易治，不过一通之而已。若经水过多，但责之热，亦宜凉血清热，补肝肾为主。过多而不止者，当加酸涩之药，或兼升举之品。若经水来少者血虚也，肥人或属之痰壅、气滞所致。凡经将行而腰腹作痛者，责之气滞血实；行后绵绵作痛者，责之血虚气滞。此调经大旨之常法如是，复有变常，而古人未言及者。如士材云：有终身不月，而血错行，从大便出者；有至经期而血逆行，或吐或衄，或从耳目出，谓之倒经者；有三月一行，而谓之居经者；有一年一行，而谓之避年者；有一生不行，而受胎，谓之暗经者；有受胎之后，月月行经，而产子，谓之垢胎者；有受胎数月，血忽大下，而胎仍不陨，谓之漏胎者。虽以气血有余不足为言，亦异于常矣。《经》言：女子二七而天癸至，七七而天癸绝，其常也。有女年十二、十三而产子者，有妇年五十、六十而产子者，此又异常之尤者也，医者亦不可不知。

【注解】 ①恚怒：愤怒。

【白话文】 调理月经是治疗妇科病的关键。女子以血为主。一月一行，称为月经。经就是常的意思，像月之盈亏是有一定的周期的，如提前或滞后，忽前忽后，闭塞或者过多，这些都违反了它通常的规律，不可不用药物调理。调经之法，过去的人专以理气补养心脾为主。因为脾为生化之源，心统诸经之血，若心脾和平，则月经自调。但根据月经不调的病因，治法是不一样的，必须经过辨证后来决定，如热则寒之，虚则补之，滞者行之，留者攻之，滑者固之，陷者举之，随症施治，自当有效。丹溪认为：月经先期而至是血热的缘故，经色鲜红，如紫黑者，为热甚；如成片成块，虽说是气滞，也是因为热极所致。治法当凉血清热并补肝肾。有些因怒气伤肝，肝火盛而沸血妄行导致月经先期，有些因郁结伤脾，郁火发而逼血妄行导致月经先期，有些因思虑伤心，虚火动而致血错行导致月经先期，这些都应当根据各自的病因辨证施治。月经后期而至是血虚，经色淡红；若淡白者，为虚甚。也有因怒气伤肝，肝气郁结伤脾，致血少而月经后期，甚至有经闭的情况，也有因肥胖的人湿痰壅滞，而经水后期，甚至经闭，治疗或补血，或消痰，随症治疗。至于经期忽前忽后，症状不一以及气乱，都应该从虚治疗。经闭不行，应当分虚实。如果没其他病，而经闭不行，就属于阴虚，血少火盛，不能用毒性药物去通经。有病虚劳而经闭不行的，原因在于肾水不足，相火妄动，煎熬真阴，熏蒸血海，经血日渐枯竭，就是俗称的干血劳。因感情波折伤心，劳倦伤脾，疾病波及胃，等同于失去了生化精血之源，这种经闭不行，就是所说的二阳（胃与大肠）之病发心脾，表现在女性身上就变成了闭经。因心事不遂所愿，导致心血亏虚，归入肝脏的血便缺乏了，这样的经闭都属于虚证。血瘀内积导致的闭经，可能因为肝气郁结，气滞血凝而导致的，可能因为月经来时，受寒或食用生冷，血凝而导致，这些都容易医治，只要让它通畅就行了。若经水过多，考虑为血热，当凉血清热，补肝肾为主。月经过多而不止，当加酸涩之药，或兼升举之品。若经水来少是因为血虚，为肥胖或体内痰壅、气滞所致。但凡月经将至而腰腹作痛，是因为气滞血实；月经行后绵绵作痛，是因为血虚气滞。调经大旨之常法就是这样，但其中也有些变化，而古人也未曾记载。如士材云：有些人终身没有月经，而出现经血错行，从大便而出；有些人到经期而血逆行，要么吐血要么流鼻血，还有从耳朵、眼睛里出来的，称之为倒经；有三个月一次月经的，称之为居经；一年一次，称之为避年；有一生都没有月经，但能受孕怀胎的，称之为暗经；有受孕之后，仍旧月月行经，还能产子，称之为垢胎；受胎数月，经血忽然大出，而胎仍旧安好的，称之为漏胎。这些人虽然都有气血有余或不足，但却是异于常人。《黄帝内经》说：女子二七而天癸至，七七而天癸绝，这都是通常的情况。有女孩十二、十三岁就产子的，有妇女五十、六十岁而产子的，这些都是非常特别的情况，作为医生也不可不知。

无为而治

【出处】〔宋〕洪迈《容斋五笔》。

【原文】 东坡作《盖公堂记》云：始吾居乡，有病寒而咳者，问诸医，医以为蛊①，不治且杀人。取其百金而治之，饮以蛊药，攻伐其肾肠，烧灼其体肤，禁切其饮食之美者。期月而百疾作，内热恶寒而咳不已,累然真蛊者也。又求于医,医以为热,授之以寒药,旦朝吐之,莫夜下之,于是始不能食。惧而反之,则钟乳、乌喙杂然并进,而漂疽、痛疥、眩瞀之状无所不至。三易医而病愈甚。里老父教之曰:"是医之罪,药之过也。子何疾之有?人之生也,以气为主,食为辅。今子终日药不释口,臭味乱于外,而百毒战于内,劳其主,隔其辅,是以病也。子退而休之,谢医却药,而进所嗜,气全而食美矣。则夫药之良者,可以一饮而效。"从之,期月而病良已。

张文潜作《药戒》,仅千言,云:张子病痞②,积于中者,伏而不能下,自外至者,捍而不能纳,从医而问之。曰:"非下之不可。"归而饮其药,既饮而暴下。不终日,而向之伏者散而无余,向之捍者柔而不支。焦膈导达,呼吸开利,快然若未始有疾者。不数日,痞复作,投以故药,其快然也亦如初。自是逾月而痞五作五下,每下辄愈。然张子之气,一语而三引,体不劳而汗,股不步而栗,肤革无所耗于外,而其中荼然,莫知其所来。闻楚之南,有良医焉,往而问之。医叹曰:"子无叹是荼然者也。天下之理,其甚快于予心者,其未必有伤,求无伤于终者,则初无望于快吾心。痞横乎胸中,其累大矣。击而去之,不须臾而除甚大之累,和平之物不能为也。必将击搏震挠而后可,其功未成而和气已病。则子之痞,凡一快者,子之和一伤矣。不终月而快者五,则和平之气,不既索乎?且将去子之痞,而无害于和乎!子归,燕居三月,而后予之药可为也。"张子归三月而复请之。医曰:"子之气少全矣!"取药而授之。曰:"服之三月而疾少平,又三月而少康,终年而复常。且饮药不得亟进。"张子归而行其说。其初使人懑然迟之,盖三投其药而三反之也。然日不见其所攻,久较则月异而时不同,盖终岁而疾平。张子谒医谢,而问其故。医曰:"是治国之说也。独不见秦之治民乎?敕之以命,捍而不听令;勤之以事,放而不畏法。令之不听,治之不变,则秦之民尝痞矣。商君见其痞也,厉以刑法,威以斩伐,痛划而力锄之。流荡四达,无敢或拒,快矣。至于二世,凡几痞而几快矣。积快而不已,而秦之四支,枵然徒有其物而已。民心日离,而君孤立于上,故匹夫大呼,不终日而百疾皆起,欲运其手足肩膂,而漠然不我应。故秦之亡者,是好为快者之过也。昔者先王之民,初亦尝痞矣。先王不敢求快于吾心,阴解其乱,而除去其滞,使之悠然自趋于平安而不自知。于是政成教达,悠久而无后患。则余之药终年而愈疾者,盖无足怪也。"

【注解】 ① 蛊:泛指由虫毒结聚,络脉瘀滞而致胀满、积块的疾患。② 痞:指胸腹间气机阻塞不舒的一种自觉症状,有的仅有胀满的感觉,称痞块、痞积。

【白话文】 苏东坡作《盖公堂记》,文章说:以前我在家乡居住的时候,有位患者着了凉就咳嗽,去看医生,医生认为是腹中有毒虫,不治疗就会死亡。于是患者花费了百金来治疗,喝了杀蛊虫的药,肾肠就像受到攻击和讨伐,身体皮肤也像遭到烧灼一样,禁食一切美味佳肴。患者一个月以后各种疾病都发作了,忽冷忽热,咳嗽不停,疲惫不堪,这一切症状倒真的像腹中有虫了。又请了一个医生,医生认为是内热,开了清热药,喝下之后早上呕吐,晚上腹泻,于是饭也吃不下去了。医生害怕了,反过来给开了钟乳、乌喙等药,患者喝下之后,疖子、疮疥、眩晕等症状又都来了。三次换药而病得越来越厉害。乡里的老人对他说:"这是医生的责任和吃药的过错。你有什么病? 人活着,以气为主,以食为辅。现在您一直药不离口,药味在外面干扰味觉,而各种药的毒性在你内脏里互相侵袭,劳损你的气,隔断你的正常饮食,所以真的就病了。您回到家里,好好休息,不找医生,停止服药,喜欢吃什么就吃什么,气顺吃饭也就香了,那时一剂药就见效。"听从了老人的话,一个月后病真的全好了。

张文潜写过一篇千余字的《药戒》,文章说:张文潜得了痞病,气积于胸而下不去,从外吸的气,好像有东西郁结进不来,于是他找到了医生并咨询他。医生说："必须用下法。"文潜回来服用了医生开的药，刚喝下去就大泻不止。不到一天，之前伏在胸中的气全部都消散了，之前胸中堵着的气也变得柔和，不再像有东西支撑着了。三焦气机条达，呼吸顺利，畅快得就像不曾有病一样。可是过了没几天，痞病又发作了，服了以前服过的药，也像以前一样畅快。从这以后一个多月疾病发作了五次，每次用药之后气也就顺了。然而文潜的气却渐渐提不上来，说一句话要停顿两三次，经常流虚汗，腿不动就发抖，并没有什么劳作消耗，内中却日渐虚弱疲劳，不知道其中的缘故。听说南方有一位名医，于是文潜去拜访他。这位名医叹息说："你不要感叹这样疲乏无力。天下的事情都是一个理儿：那些一时畅快的东西，最后必然带来伤害；要想最终不受伤害，当初就不要图一时的快活。痞横于胸中，它的危害性可大了。要想把它赶走，不花费一定的时日就想成功，平和的东西是不行的。一定要搏击震挠而后可，目的没有达到而和气已受了损伤。你的病就在于图一时的痛快，痛快一次，你的和气就受了一次损伤。不到一个月你痛快五次，那么平和之气不就损耗完了吗？而且要去掉你的痞病，能不伤害和气吗？你回去休息三个月，然后我的药就可以用了。"文潜回来三个月后又去了名医那里。名医说："你的气比以前稍微全了些。"取一些药交给文潜，并交代说："服用三个月而病缓解，再服用三个月身体开始恢复健康，一年后就完全正常了。而且不要喝得太快。"文潜回来后按医生的嘱咐行事。刚开始喝的时候使人郁闷气短，反复喝而效果也有反复。终日不见病去，但时间一长就见到了效果，一年后病也就完全好了。文潜到医生那里致谢，并询问治病的道理。医生说："这和治理国家的道理是一样的。你没看到秦国是怎样治理百姓的吗？颁布命令，人们违法不遵；不断征发，人民放肆而不畏法。人们不服从法令，不管怎样治理都是徒劳，说明秦国的民情都像是患了郁结的痞证。

商鞅看到了郁结，用刑罚进行迫吓，用斩杀进行威胁，痛加铲除。人民四处流荡而没有人敢于抗拒，秦国的郁结病证得到了一次痛快的宣泄。一直到秦二世，秦国几次郁结而几次宣泄。不停地图痛快，而秦王朝的四肢却已经麻木不仁了。民心日益离散，君主孤立于上，所以匹夫陈胜一声大呼，一天之内秦王朝的各种疾病一起发作，想运动一下手足肩臂，它们却木然没有反应。所以秦的灭亡，就是图一时痛快的恶果。过去先王治理百姓，开始时民情也有郁结，先王不敢图一时的痛快，暗地里缓解其纷乱，除去其郁滞，让它们慢慢地在不知不觉中走向平安。于是政令完成而人民被教化，时间虽慢却没有后患。这样说来，我的药一年后才见效就不足为怪了。"

误用经方

【出处】〔清〕李冠仙《知医必辨·论金匮肾气汤》。

【原文】　偶闻王九峰先生治李姓气冲于上，用金匮肾气汤一药而愈，以为得有秘法，每遇气逆上冲治之不愈，即投以肾气汤，往往一药而死。后李姓有妇人吐血，气逆不下，伊芳连用肾气汤七剂，致狂吐不止，血尽而亡。又有刘颂芬之夫人气逆不下，伊芳久治无效，亦用肾气汤一服而亡。此何以故？盖方名肾气汤，并非肝气汤。肾为至阴之脏，阴不潜阳，虚阳上冲，故用归①、附引火归原，用六味纳气归肾，自有奇效。至某医所治者，皆肝气也。肝为阴中之阳脏，气至上中不下，其火必甚，非滋水养肝以平之不可。而反投以桂、附，火上添油，有不伤人性命者哉？嗟乎！以圣医之方，亦为害人之方，皆由于古方立名之义未之能辨耳！予非敢揭人之短，唯一方之误，关人性命,不得不明辨之,以示我后人凡用先师之方,不可罔顾名思义也。

【注解】 ① 归:此处应为"桂",指肉桂。

【白话文】 有位医生偶然听说王九峰先生治疗一位姓李患者的气冲于上,用金匮肾气汤而治愈,便自以为得到了秘方,每每遇到气逆上冲治之不愈的患者,就用金匮肾气汤,结果往往是一服就死了。后来有姓李的妇女吐血,气逆不下,他连用了七剂金匮肾气汤,导致她狂吐不止,血尽而亡。又有刘颂芬的夫人气逆不下,他久治无效,也用金匮肾气汤一服就死。这是为什么呢?是因为这个方子叫作肾气汤,不是叫作肝气汤。肾是至阴之脏,阴不潜阳,虚阳上冲,所以用肉桂、附子来引火归元,用六味纳气归肾,自然有神奇的效果。而这位医生所治疗的,都是属于肝气的。肝为阴中之阳脏,气至上中不下,其火必甚,不用滋水养肝的方法来平肝火是不行的。反倒开了肉桂、附子,火上浇油,这样能不伤人性命吗?哎,医圣的方子也能成为害人的方子,都是由于不能明辨古方立名的含义啊!我并不是敢于揭人之短,全因为对于一个方子的误解,关乎性命,不得不明辨,以此来警示我们后人但凡用先师之方,不可不根据方子的名字来思考它包含的意义。

习俗之戒

【出处】 〔明〕江瓘《名医类案·瘟疫》。

【原文】 万历十六年,南都大疫,死者其众。余寓鸡鸣僧舍,主僧患疫十余日,更数医,皆云:禁饮食,虽米饮不容下咽。病者饥甚,哀苦索食。余曰:夺食①则愈,虽有是说,此指内伤饮食者言耳。谚云:饿不死伤寒,乃邪热不杀谷,虽不能食,亦不致死。《经》云:安谷则生。况病挟内伤不足之证，禁食不与，是虚其虚，安得不死？强与稀粥，但不使充量，进补中益气汤而愈。若此类者甚众，余未尝禁饮食，而活者不少。每见都城诸公，但说风寒二字，不辨有无内伤虚实，一例禁绝饮食，有二十余日，邪气已尽，米饮尚不容入口而饿死者，何限？表而出之，以为习俗之戒。

【注解】 ① 夺食：禁止饮食。

【白话文】 万历十六年，南都发生大规模传染病，死亡的人非常多。我住在鸡鸣寺的僧舍里，主持已经患疫病十几天了，陆陆续续看了几个医生，都说：禁止饮食，即使是米汤也不行。患者饱受饥饿的折磨，苦苦哀求想要食物。我说：虽然有不吃东西疾病就会好这种说法，但是那是指伤于饮食的内伤发热。有谚语说：饿不死伤寒，是因为邪热导致消化无能，虽然不吃东西，也不会饿死。《黄帝内经》中说：服用食物则能生存。何况这个病兼夹着内里不足的证候，禁止饮食，这是使其更加虚弱，怎么会不死？给予他稀粥，但是不让他吃饱，再给他补中益气汤就好了。像这样的患者很多，我从来没有让他们禁止饮食，活下来的人数也不少。每次碰到都城里各大名医，只要说到风寒，不管有没有内伤疾病，是虚是实，一律不准饮食，甚至有二十多天不准吃饭，邪气早已退去，而水谷不能入口而活活饿死的案例，为什么这么狭隘呢？写这篇文章就是为了告诉世人要戒除这种习俗的鄙陋。

血蛊宜消

【出处】 〔明〕冯元成《上池杂说》。

【原文】 妇女病患，率多心腹疼痛、痞满诸疾，大都由于气血凝聚致然。庸医妄投药饵,补之则益患,稍削之则损元气,治之当有法。先大夫官长沙,张碧泉夫人病血蛊①,腹痛,甚已死。先大夫令用姜、葱、麝香、真血竭熨其脐,经行而病愈。一妇人患血痞,服药多方未效,张小泉用通利行气之药为饼,贴其脐半日,频气泄而散。可见病在下者,汤饮未易效,须以意揣量治之,使消散于下可也。

【注解】 ① 血蛊:因跌仆坠堕后误用补涩所致腹胀膨满之证。

【白话文】 妇女患病,大多是心腹疼痛、痞满一类的疾病,都是因为气血凝聚所致。庸医乱用药,用补益药治疗则更加严重,用消导药则损伤元气,治疗应该有正确的方法。我去世的父亲在长沙当官,张碧泉的夫人患了血蛊病,腹痛,严重得快要死了。我去世的父亲用姜、葱、麝香、真血竭在她肚脐上热熨,月经来了腹痛就痊愈了。一个妇人患了因瘀血郁积而胀满的痞证,服了很多药方都没有效果,张小泉用通导疏利、行气化瘀的药物做成药饼,贴在妇人的肚脐上半天,频频放屁之后胀满感就消散了。由此可见病证在下焦的,汤剂未必容易奏效,必须要用心思考揣测治法,可以使疾病从下焦消散。

医毋怀妒

【出处】 〔清〕雷丰《时病论》。

【原文】 每见病家,患温热之病,医者投以辛凉、甘凉,本不龃龉①,但服一二剂,未获深中。病者见热渴不已,心中疑惧,又换一医,且明告曾延医治。而所换之医,遂不察其病因,见前有寒凉之药,便咎前医用寒凉之害。不辨证之寒热,脉之迟数,舌苔黄白,小水清浊,竟乱投温热之方。不知温热之病,得温热之药,无异火上添油,立刻津干液涸，而变生俄顷。倘前用热药，以治其寒，亦咎其用热药之害。总不辨其为寒为热，乱用寒凉之方，不知寒证服寒凉，犹如雪上加霜，立使阳亡气脱，而变在须臾。直至垂危，尚怨前医之误，可胜悼哉！然亦有明驳前医，暗师前法，而获效者，竟尔居功，索人酬谢。若此重财轻命，只恐天理难容。奉劝医者，毋怀妒忌，大发婆心，则幸甚矣！

【注解】 ① 龃龉：不相投合，抵触。

【白话文】 我常常看到患者患温热病，医家用辛凉、甘凉的药物治疗，原本用药与疾病并没有不符，只服一二剂，没有获得明显疗效。患者自觉烦热口渴，心中便产生了怀疑，于是换了一个医生，并且说明自己曾请医生诊治过。于是所换医生不究其病因，见前人用寒凉之药，就怪罪是前面的医生使用寒凉药。不辨病证的寒热，脉象的迟数，舌苔的黄白，小便的清浊，竟乱用温热的方药。不知道温热的病再用温热药，无异于火上加油，患者立刻就津液耗竭，变证也在顷刻之间。如果前人用热药治疗寒证，后面的医生也会怪罪于其用热药的害处。总之，医生一概不辨疾病的寒热，乱用寒凉的方药，不知道寒证再服寒凉之药，就好比雪上加霜，立刻使患者阳气亡脱，变证在须臾之间。而患者生命垂危，还怪罪是之前医生的误治，这真是悲哀啊！但是也有表面上驳斥前人的治法，而暗中仍用前法，因此取得良效，竟然独自居功，向患者索要报酬。像这样重财轻命，恐怕是天理难容。告诫医者，不要心怀嫉妒，应大发慈悲之心，那患者就很幸运了！

医毋自欺

【出处】 〔清〕雷丰《时病论》。

【原文】 惟其一种庸流，欺人妄诞。见病患有寒热者，一疑其为外感，欺病家不知诊法也，不别其脉之虚实，而浪投①发散之剂。又见病患有咳嗽者，一疑其为虚损，欺病家不谙医理也，不辨其体之强弱，而恣用补益之方。至于五色五音五气，一概不知审察，焉能明其五脏之病，而用其五味之药乎？如是者，不独欺人，实为自欺。见人喜补者，遂谓虚衰；喜散者，遂云外感；畏热药者，便用寒凉；畏凉药者，便投温热，顺病患之情意，乱用医方。意不读《灵》《素》以下诸书，全用欺人之法。噫！医之为道，死生攸系，一有欺心，即药饵妄投，存亡莫卜。奈何济人之方，竟视作欺人之术也！吾愿医者，必须志在轩岐，心存仲景，究四诊而治病，毫不自欺，方不愧为医者也。

【注解】 ① 浪投：随便抛掷。

【白话文】 有一种庸医，说话妄虚不实。看见患者有怕冷发热，就诊治为外感，利用患者不知诊治的方法，不识别脉象的虚实，滥用发散的药物。又见患者有咳嗽，就认为是虚损，利用患者不知医理，不辨别其体质强弱，随意使用补益的方剂。对于五色、五音、五气，统统都不审察，这样怎么会清楚患者五脏的疾病，而针对性地使用性味不同的药物呢？这样的医生，不仅仅蒙混了患者，实际上是对自己不负责。遇见喜欢进补的患者，就说是体质虚衰；遇见喜欢发散药的患者，就说是外感；遇见害怕热药的患者，就使用寒药；遇见害怕寒药的患者，就使用温药，顺着患者的心意，乱用医方。不读《灵枢》《素问》及后世书籍，全用欺骗人的方法。唉！医生是有关生死的职业，一有欺瞒的心态，就乱投药物，存亡不知。无奈救人的方剂，竟然被当作欺骗患者的方法。我希望做医生的，一定要志在轩岐，心存仲景，探究四诊而为患者治病，不要自欺，才不愧做一个医生。

运动疗疾

【出处】〔北宋〕邵伯温《邵氏闻见录》。

【原文】　胡先生瑗判国子监，其教育诸生皆有法。安厚卿枢密在席下。厚卿苦痫疾①，凡聚立庑②下、升堂听讲说，人众，疾辄作。先生使人扶之以归，调护甚至。厚卿登科，

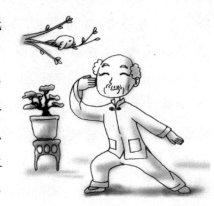

疾良愈。或以与王文康公苦淋疾，及为枢密使，疾自严正同。盖人之疾病随血气之通塞，气血既快，疾亦自愈也。先生每语诸生：食饱未可据案，或久坐，皆于气血有伤，当习射投壶③游息④焉。是亦食不语、寝不言之遗意也。

【注解】　① 痫疾：即癫痫，俗称羊痫风或羊角风。② 庑：堂下周围的走廊、廊屋。③ 投壶：源于射礼，以投壶代替弯弓，以乐嘉宾的礼仪。④ 游息：犹行止。

【白话文】　胡先生担任国子监，他教育学生很有方法。安厚卿枢密也是他的学生。厚卿苦于患癫痫，只要大家聚集站在廊下听讲课，人数一多，他的癫痫就会发作。先生让人扶着他回去，很是细致地进行调养护理。厚卿考中了科举，疾病就好了。王文康公得了淋疾，也很痛苦，等到做到了枢密使，疾病就好了。这是因为人的疾病是随着血气的通塞，气血运行快了，疾病也就自愈了。先生每次告诉学生：吃饱后不可以一直坐在书桌前，或是长久地坐着，会导致气血

损伤,应当练习射投壶之类的运动来活动一下气血。这也是食不语、寝不言的言外之意。

瘴疾论治

【出处】〔宋〕周去非《岭外代答·风土门》。

【原文】 南方凡病,皆谓之瘴,其实似中州伤寒。盖天气郁蒸,阳多宣泄,冬不闭藏,草木水泉,皆禀恶气。人生其间,日受其毒,元气不固,发为瘴疾。轻者寒热往来①,正类病疟,谓之冷瘴。重者纯热无寒,更重者蕴热沉沉,无昼无夜,如卧灰火,谓之热瘴。最重者,一病则失音,莫知所以然,谓之哑瘴。冷瘴未必死,热瘴久必死,哑瘴治得其道,间亦可生。冷瘴以疟治,热瘴以伤寒治,哑瘴以失音伤寒治,虽未可收十全之功,往往愈者过半。治瘴不可纯用中州伤寒之药,苟徒见其热甚,而以朴硝、大黄之类下之,苟所禀怯弱,立见倾危。昔静江府唐侍御家,仙者授以青蒿散,至今南方瘴疾服之,有奇验。其药用青蒿、石膏及草药,服之而不愈者,是其人禀②弱而病深也。急以附子、丹砂救之,往往多愈。夫南方盛热,而服丹砂,非以热益热也。盖阳气不固,假热药以收拾之尔。痛哉深广,不知医药,唯知设鬼②,而坐致殂殒!间有南人热瘴,挑草子③而愈者。

【注释】 ① 寒热往来:发热与恶寒交替出现的一种热型。② 设鬼:宴鬼,祭鬼。③ 挑草子:用针或锥挑操作的一种挑治法。

【白话文】 在南方凡是生了病,都称之为瘴,其实就像中原地区所称的伤寒病。天气郁热蒸腾,阳气多宣泄,冬天不能闭藏,草木水泉都承受了恶气。人生活在草木水泉之间,每天受到恶气的荼毒,元气不固，发为瘴疾。症状轻的人只是寒热往来，就好像是得了疟病，称之为冷瘴。症状重的人只是发热，没有恶寒，病情更重的身体蕴热，感到沉重，发热没有昼夜之分，就好像躺在火上一样，称之为热瘴。病情最重的，一生病就不能说话，不知道其中缘由，称之为哑瘴。冷瘴不一定会死，热瘴病久了必定会死，哑瘴如果治疗得当，有时也可以存活。冷瘴可以当作疟病治疗，热瘴可以当作伤寒治疗，哑瘴可以作为失音的伤寒治疗，即使不能达到十成的疗效，往往痊愈的也可以过半数。治疗瘴疾不可以全部用中原地区治疗伤寒的药，如果仅仅是看到发热严重，就用朴硝、大黄之类的药物攻下，如果所治的患者禀赋较差，马上就会出现危急的情况。从前静江府的唐侍御家，有位仙人传授给他青蒿散，直到现在南方得了瘴疾的人服用后，都有神奇的疗效。它的用药有青蒿、石膏和草药，服用后不能痊愈的，是因为患病的人禀赋较差且病情较重。急忙用附子、丹砂治疗，往往多能痊愈。南方气候炎热，而服用丹砂，不是用热性药物使之更热。乃是阳气不固，通过热药来回阳救命。让人痛心的是，有许多人不知道求医问药，只知道祭鬼，坐着等死啊！还有南方的人得了热瘴而用挑草子治愈的。

治病求本

【出处】〔清〕李冠仙《知医必辨·论〈景岳全书〉》。

【原文】 尝见有外现发热，医者专于清热，屡用寒凉，而热不退，反致口味不甘，饮食减少。或用温和之品，升扶胃气，而饮食加增，外热自退。此岂非假热之症，而宜于温补乎？是景岳之论，诚不谬也。

予应之曰：是诚然矣。但亦有外现恶寒，而内实有热者；有外寒愈甚，而内热愈重者；有愈服热药而外寒愈甚者。所谓同气相求之症，予屡见之，而景岳未议及此，殆欲自成一家，偏于温补耳！如道光二十三年，正月天寒，李楚生兄得恶寒症，周身凛凛①。某医屡投温散，兼加辛热，而其寒愈甚，且汤饮不下。予诊其脉不浮而急数异常，知其热郁胸胃，投以犀角地黄，一服而寒止，再服而身温进食。此岂非假寒，非凉药不能透解乎？设使景岳于热辨其假，于寒亦辨其假，双管齐下，使后人知寒热皆当明辨，庶②学人不至不偏。乃第言假热而不言假寒，岂非偏于温补乎？

【注解】　①凛凛：寒冷的样子。②庶：众多。

【白话文】　（我）曾经见到有患者表现出发热的症状，医生主要用清热的方法，多次使用寒凉的药物，但是热不退，反而导致口淡，饮食减少。有的医生用温和的药，升扶胃气，患者反而饮食增加，发热自然消退。这难道不是假热的症状，适合温补吗？正如张景岳的理论，果然不是错的。我认为确实是这样的。但也有外证表现出恶寒，而体内确实有热的患者；有外寒越厉害，里热越严重的人；有越吃温热类药而外寒越严重的。这就是同气相求之症，我见到很多次了，但是张景岳没有提到过这种情况，大概他想自成一家，所以论述都偏于温补吧。比如道光二十三年，正月天冷，李楚生的哥哥出现了恶寒的症状，全身发冷。有个医生多次开出温散药兼加辛热药，但他寒象更加严重，而且不能饮食。我诊他的脉象不浮，却非常急数，推测他有热郁在胸胃，投以犀角地黄汤，服下一剂而寒象解除，又服下一剂则身体开始回暖且可以进食。这难道不是假寒证，不用凉药就不能透解吗？假使张景岳能辨别出假热证，也能辨别出假寒证，双管齐下，使后人知道寒热都应该辨别真假，众多学子不会有所偏移。只说假热证而不说假寒证，怎么能不偏于温补呢？

治病求根

【出处】〔明〕朱熹《朱子全书·道统六》。

【原文】 今学者亦多来求病根①，某②向他说头痛灸头，脚痛灸脚，病在这上，只治这上便了，更别求甚病根也。

【注解】 ① 求病根：治病求根的道理。② 某：指作者本人。

【白话文】 现在的读书人也多来问我治病求根的道理，我对他说，如果头痛就只灸头，脚痛又只灸脚，仅仅针对疼痛的部位进行治疗，就不能够追究到真正的病根了。

中暑急救

【出处】〔宋〕陈言《三因极一病证方论》。

【原文】 中暑闷倒，急扶在阴凉处，切不可与冷。当以布巾衣物等蘸热汤①熨脐中及气海，续以汤淋布上，令彻脐腹，暖即渐醒。如仓卒无汤处，掬道上热土于脐，以多为佳，冷即易。古法，道途无汤，即掬热土于脐上，仍拨开作窝子，令人更溺于其中以代汤，续与解暑毒药，如白虎竹叶石膏汤。凡觉中暑，急嚼生姜一大块，冷水送下；如已迷乱闷，嚼大蒜一大瓣，冷水送下；如不能嚼，即用水研灌之，立醒。路中仓卒无水，渴甚，急嚼生葱二寸许，津同咽，可抵饮水二升。

【注解】 ① 热汤：热水。

【白话文】 中暑闷倒的人,马上把他扶到阴凉的地方,切记不可
给他喝冷水。应该用布巾衣物等蘸热水熨在肚脐和气海穴上,然后
用热水淋在布上,敷整个脐腹部,肚子暖了就会醒来。如果仓促没有
热水,就捧路上烤热的泥土放在肚脐上,越多越好,凉了就换掉。古
法,走在路上中暑了,如果没有热水,就捧热土放肚脐上,拨开热土做
个窝,让人在热土窝中小便代替热水,然后给他解暑药,像白虎竹叶
石膏汤之类。凡是觉得要中暑了,就马上嚼一大块生姜,冷水送下;
如果已经头晕烦闷,就嚼一大瓣蒜,冷水送下;如果不能嚼,就用水研
烂送服,马上就能苏醒。路上仓促没有水,渴得厉害,立刻嚼二寸左
右的生葱,与口水一起咽下,可以抵上喝了两升水。